TRIAS EXPERTEN WISSEN

AF826351

Wojtecki · Cont

Demenz

Thieme
QUALITÄTS-
GARANTIE

Liebe Leserin, lieber Leser,

wenn es um die eigene Gesundheit geht, darf man nichts dem Zufall überlassen. »Für eine bessere Medizin und mehr Gesundheit im Leben«: So lautet das Qualitätsversprechen der Marke Thieme. Ärztlich Tätige, Pflegekräfte, Physiotherapeuten oder Hebammen – sie alle verlassen sich darauf, dass sie von Thieme, dem führenden Anbieter von medizinischen Fachinformationen und Services, die entscheidenden Informationen zur richtigen Zeit am richtigen Ort bekommen. So können sie die Menschen, die sich ihnen anvertrauen, bestmöglich unterstützen. Auch Sie können sich auf die TRIAS Ratgeber mit dem Thieme Qualitätssiegel verlassen! Diese Informationsangebote helfen Ihnen dabei, die richtigen Entscheidungen zu treffen, wenn es um Ihre Gesundheit geht, selbst daran mitzuwirken, gesund zu werden, sich gesund zu erhalten oder das Fortschreiten einer Erkrankung zu vermeiden. Mit einem TRIAS Titel aus dem Hause Thieme überlassen Sie Ihre Gesundheit nicht dem Zufall!

Ihr TRIAS Team

TRIAS
EXPERTEN
WISSEN

Prof. Dr. med. Lars Wojtecki
Dr. rer. nat. Celine Cont

Demenz

Neueste Medikamente und Technologien:
Die beste Therapie finden.

Selbst aktiv werden
mit Bewegung, Ernährung und Gedächtnistraining

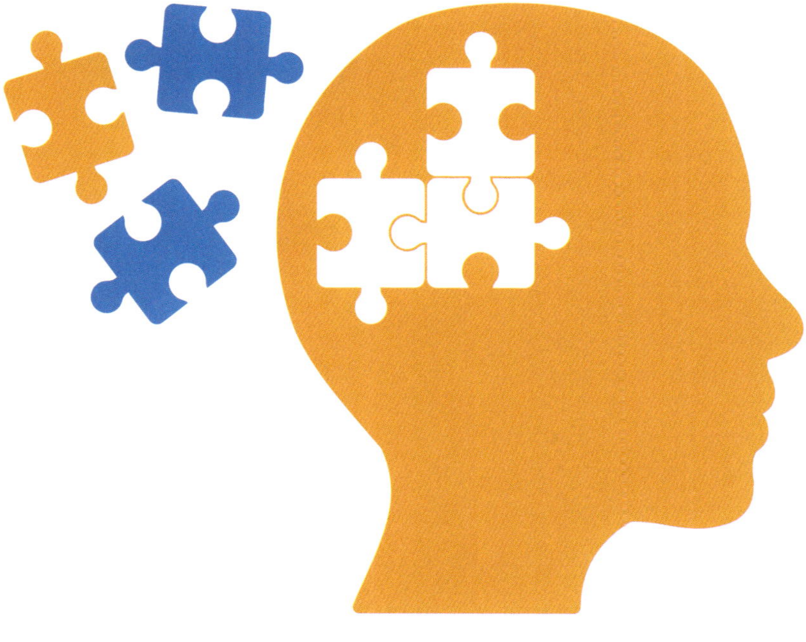

TRIAS

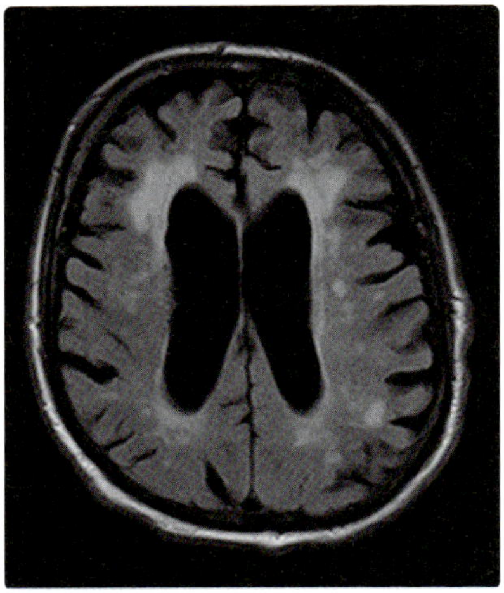

39
Diagnostik
Es gibt verschiedene Formen von Demenz. Auch wenn die Alzheimer-Erkrankung in aller Munde ist: Ursächlich behandelbare Ursachen wie Vitaminmangel oder Entzündungen sollten nicht übersehen werden. Es ist entscheidend für die Behandlung, anfangs den richtigen Weg einzuschlagen. Auch für die moderne Behandlung der Alzheimer-Krankheit spielen Biomarker in Blutuntersuchungen, Nervenwasser und in tomografischen Hirnbildern eine zunehmend wichtige Rolle.

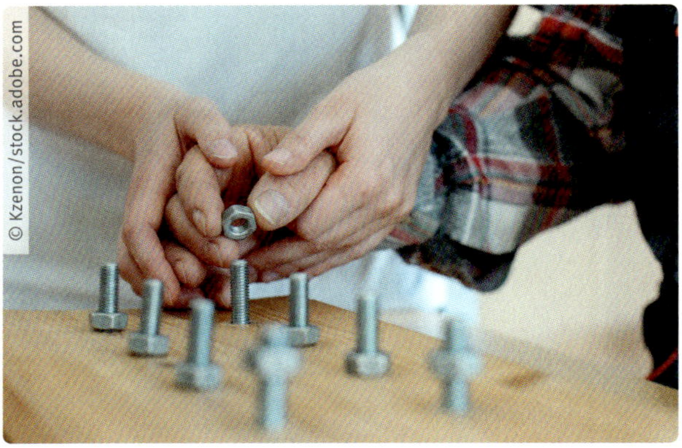
© Kzenon/stock.adobe.com

68
Aktivierende Therapien
Neben medikamentösen Therapien gibt es auch aktivierende Therapien. Sie leisten einen wertvollen Beitrag zur Förderung der Selbstständigkeit, der mentalen Gesundheit und des allgemeinen Wohlbefindens.

78
Digitale Tools
Digitale Tools wie diagnostische oder Trainings-Apps, Neurofeedback und Virtual-Reality-Training können Menschen mit Demenz dabei unterstützen, geistige Fähigkeiten zu trainieren und den Alltag besser zu bewältigen. Sie ersetzen keine medizinische Betreuung und werden in den Fachleitlinien noch nicht als Standard empfohlen, sind aber eine interessante Zusatzoption.

EXKURSE

30
Das Geschlecht als Risikofaktor
Während Frauen häufiger an Alzheimer erkranken und ein höheres Risiko dafür tragen, können Männer eher von vaskulärer Demenz betroffen sein.

64
Antikörper bei Alzheimer
Die erste Antikörper-Therapie ist zugelassen und es beginnt eine neu Ära in der Alzheimer-Therapie. Die Therapie ist aber nur für mild Betroffene geeignet und muss wegen Nebenwirkungen sorgfältig überwacht werden.

94
Lebensmittel, die dem Gehirn guttun
Gesunde Ernährung fördert das Wohlbefinden und kann bei Demenz die geistige Fitness stärken.

Liebe Leserin, lieber Leser,

herzlich willkommen zu unserem Ratgeberbuch über Demenz aus der Reihe »Expertenwissen«. Wir sind klinisch und wissenschaftlich in der Neurologie und Psychologie tätig und möchten Ihnen nicht nur medizinische Informationen über Demenz vermitteln, sondern vor allem praktische Ratschläge und Tipps für den Umgang mit dieser herausfordernden Erkrankung im Alltag geben.

Unser Ziel ist es, Ihnen ein umfassendes Verständnis für die verschiedenen Facetten der Demenz zu vermitteln. Daher werden wir nicht nur medizinische und psychologische Aspekte beleuchten, sondern uns auch intensiv mit den Bedürfnissen und Herausforderungen der Angehörigen auseinandersetzen. Dabei werden wir Ihnen konkrete Strategien und Hilfestellungen an die Hand geben, wie Sie den Alltag mit einem demenzkranken Familienmitglied besser bewältigen können, ohne dabei Ihre eigenen Bedürfnisse aus den Augen zu verlieren.

Eine internationale Forschungskommission, die sogenannte Lancet-Kommission zu Demenz, hat im Jahr 2024 neue und vor allem hoffnungsvolle Erkenntnisse über Demenzprävention geliefert: Fast die Hälfte aller Demenzfälle weltweit könnte durch beeinflussbare Risikofaktoren verhindert oder verzögert werden! Dies möchten wir zum Anlass nehmen, Ihnen zu zeigen, dass Sie selbst aktiv werden können. Für den Fall, dass Sie ein Angehöriger bzw. eine Angehörige sind oder dass Sie selbst betroffen sind, aber auch für den Fall, dass Sie sich einfach über Demenz informieren möchten. Denn durch die oben genannten Erkenntnisse kommt auch der Prophylaxe ein ganz besonderer Stellenwert zu.

Die Gliederung dieses Buches ist darauf ausgerichtet, Ihnen einen strukturierten Überblick über das Thema Demenz und die verschiedenen Aspekte des Umgangs damit zu bieten. Im ersten Kapitel werden wir uns mit der Definition von Demenz und den verschiedenen Demenzformen befassen, darunter Alzheimer-Krankheit, vaskuläre Demenz und Mischdemenzen. Wir werden auch die Ursachen und Risikofaktoren für Demenz diskutieren, einschließlich genetischer Veranlagung, Alterung, Lebensstil und Umweltfaktoren sowie geschlechtsspezifischer Unterschiede in der Medizin.

Im zweiten Kapitel werden wir die Symptome der Demenz und die verschiedenen Diagnoseverfahren erklären, einschließlich neuropsychologischer Untersuchungen, Bildgebung und Laborwerten. Dabei möchten wir Ihnen helfen, die Anzeichen von Demenz zu erkennen und eine korrekte Diagnose zu stellen.

Das dritte und das vierte Kapitel widmen sich den Behandlungsmöglichkeiten für Demenz, einschließlich medikamentöser Therapien und aktivierender Maßnahmen wie kognitives Training, Ergo- und Physiotherapie.

Im fünften sowie im sechsten Kapitel werden wir darauf eingehen, wie man mit Demenz leben kann, sowohl für die Betroffenen selbst als auch für ihre Angehörigen. Wir werden praktische Tipps geben, wie man den Alltag mit Demenz erleichtern kann, und Möglichkeiten aufzeigen, wie Angehörige Unterstützung erhalten können. In diesem Teil des Buches finden sich auch ganz praktische Beispiele für Bewegungsübungen und Kochrezepte für gesunde Ernährung fürs Gehirn.

Im siebten Kapitel werfen wir einen Blick auf die neuesten Entwicklungen in der Demenzforschung und die vielversprechenden Zukunftsaussichten auf diesem Gebiet. Abgerundet wird unser Ratgeber durch einen umfangreichen Serviceteil.

Wir hoffen, dass Ihnen dieses Buch dabei helfen wird, ein besseres Verständnis für Demenz zu entwickeln und praktische Hilfestellungen für den Umgang damit zu erhalten. Zudem soll es Ihnen helfen, die richtigen Entscheidungen zu treffen und die bestmögliche Unterstützung für Menschen mit Demenz zu bieten. Denn gemeinsam können wir viel erreichen und auch die Lebensqualität aller Beteiligten verbessern.

Kempen, im Sommer 2025
Prof. Dr. med. Lars Wojtecki und Dr. rer. nat. Celine Cont

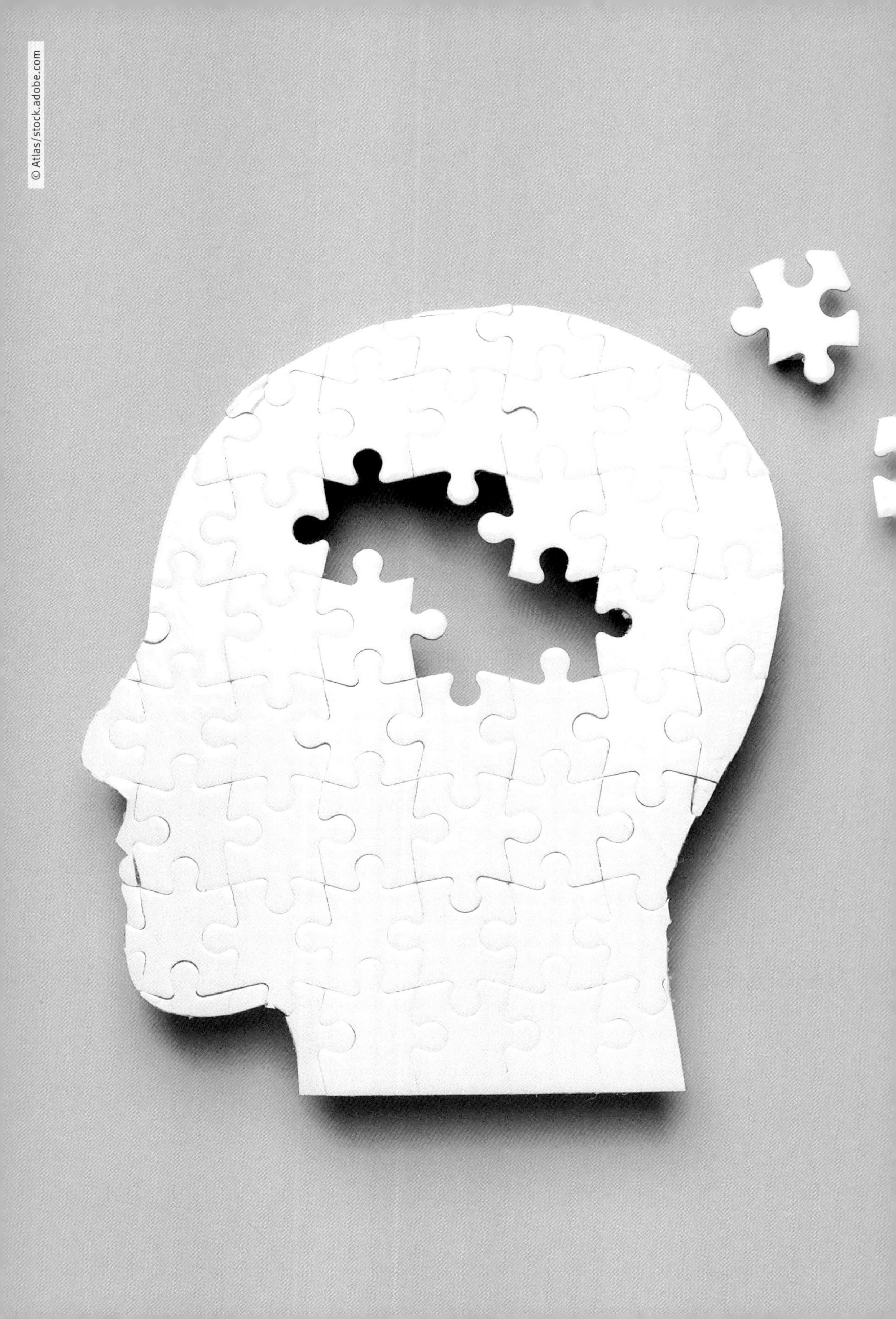
© Atlas/stock.adobe.com

Demenz: Was Sie wissen sollten

WAS IST DEMENZ?

Die sogenannte Lancet-Kommission hat im Jahr 2024 neue Informationen zur Prävention von Demenz veröffentlicht. Diese Erkenntnisse geben Anlass zur Hoffnung und verändern unser Verständnis davon, wie viel Kontrolle wir über diese Krankheit haben. Besonders bemerkenswert ist die Feststellung, dass bis zu 45 % der Demenzfälle durch gezielte Maßnahmen vorgebeugt oder ihr Verlauf verlangsamt werden könnten.

Demenz ist eine der größten gesundheitlichen Herausforderungen unserer Zeit. Sie betrifft weltweit Millionen von Menschen und hat tiefgreifende Auswirkungen auf Betroffene, Angehörige und das Gesundheitssystem.

Die Tabelle gibt einen Überblick über die Häufigkeit von Demenz in den unterschiedlichen Altersgruppen. Dabei meint die Prävalenzrate den prozentualen Anteil der Personen in der jeweiligen Altersgruppe, die an Demenz erkrankt sind. Und die geschätzte Anzahl Betroffener basiert auf der Gesamtzahl der Personen in der jeweiligen Altersgruppe in Deutschland.

Was die Diagnose so belastend macht, ist nicht nur der Verlust kognitiver Fähigkeiten, sondern auch das Gefühl der Hilflosigkeit, das

Demenzhäufigkeit in älteren Bevölkerungsgruppen

Altersgruppe	Prävalenzrate in %	geschätzte Anzahl der Betroffenen
65–69 Jahre	< 2 %	ca. 33.000
70–74 Jahre	etwa 3 %	ca. 60.000
75–79 Jahre	7–9 %	ca. 120.000
80–84 Jahre	10–14 %	ca. 200.000
85–89 Jahre	16–25 %	ca. 300.000
90 Jahre und älter	30–45 %	ca. 400.000

Demenzdefinition

Die ICD-10 (Internationale Klassifikation der Krankheiten, 10. Revision) definiert Demenz unter dem Code F00-F03:

Demenz ist ein **Syndrom**, das durch eine meist **chronisch** oder **fortschreitend** verlaufende Krankheit des Gehirns bedingt ist. Sie ist gekennzeichnet durch eine Störung mehrerer höherer **kortikaler Funktionen**, einschließlich:

- Gedächtnis
- Denken
- Orientierung
- Auffassung
- Rechnen
- Lernfähigkeit
- Sprache
- Urteilsvermögen

Das Bewusstsein ist **nicht** getrübt.

Die kognitiven Beeinträchtigungen gehen meist einher mit Veränderungen:

- der emotionalen Kontrolle,
- des Sozialverhaltens oder
- der Motivation.

Die Symptome bestehen mindestens **6 Monate.**

Eine Demenz ist mehr als nur Schwierigkeiten mit der Gedächtnisfähigkeit. Meist sind mehrere kognitive Funktionen beeinträchtigt.

mit ihr einhergeht. Viele Betroffene und ihre Familien empfinden die Krankheit als etwas Unvermeidbares, als einen Prozess, dem man passiv ausgeliefert ist. Doch die neuesten Erkenntnisse zeigen, dass es viele Stellschrauben gibt, an denen wir drehen können.

Die Lancet-Kommission hat 14 modifizierbare Risikofaktoren identifiziert, die entweder das Risiko, an Demenz zu erkranken, verringern oder das Fortschreiten der Krankheit verlangsamen können. Diese Faktoren reichen von körperlichen Aspekten wie Bluthochdruck und erhöhten LDL-Cholesterin-Werten bis hin zu sozialen und psychologischen Einflüssen wie Einsamkeit, Depression und geringer Bildung. Neu hinzugekommen ist in diesem Bericht insbesondere die Bedeutung von unbehandelten Sehbeeinträchtigungen sowie die wichtige Rolle von Hörgeräten. Letztere können das Risiko einer Demenz erheblich senken, da unbehandelter Hörverlust nicht nur die soziale Isolation verstärkt, sondern auch die kognitive Belastung erhöht. Diese Erkenntnisse machen deutlich, dass Prävention in jeder Lebensphase möglich und sinnvoll ist.

Besonders wichtig ist die Botschaft, dass es nie zu spät ist, aktiv zu werden. Selbst bei einer beginnenden Demenz können gezielte Maßnahmen dazu beitragen, den Verlauf der Krankheit positiv zu beeinflussen. Zum Beispiel kann die Behandlung von Bluthochdruck, die Korrektur von Sehproblemen oder der Verzicht auf Tabakkonsum das Fortschreiten der kognitiven Beeinträchtigungen verlangsamen. Auch regelmäßige körperliche Aktivität, soziale Interaktion und geistige Anregung spielen eine entscheidende Rolle.

Diese neuen wissenschaftlichen Erkenntnisse geben nicht nur Hoffnung, sondern auch eine klare Handlungsanleitung. Sie zeigen, dass Demenz kein Schicksal ist, dem wir tatenlos ausgeliefert sind. Stattdessen haben wir die Möglichkeit, durch bewusste Entscheidungen und Lebensstiländerungen aktiv Einfluss zu nehmen. Diese Perspektive gibt Betroffenen und ihren Angehörigen nicht nur mehr Kontrolle, sondern auch die Kraft, der Krankheit mit Zuversicht zu begegnen.

In den folgenden Abschnitten möchten wir Ihnen einen tieferen Einblick in das Thema Demenz geben.

Wie wird Demenz definiert?

Im Volksmund wird eine Demenz oft irrtümlich mit Alzheimer gleichgesetzt. »Demenz« ist jedoch ein Oberbegriff für zunehmende Beeinträchtigung von Gedächtnis, Denken, Orientierung, Auffassung, Rechnen, Lernfähigkeit, Sprache und Urteilsvermögen. Demenz betrifft den Alltag und nicht nur die betroffene Person selbst, sondern hat auch Auswirkungen auf ihre Familie, die Betreuer und die Gesellschaft als Ganzes.

Oftmals werden erste Symptome nicht direkt von außen wahrgenommen und die Betroffenen sind zunächst gut darin, diese zu kaschieren. Häufiger werden Schlüssel gesucht oder der Weg nach Hause fällt einem nicht mehr ein. Dinge zu vergessen, ist etwas Menschliches und passiert uns allen mal. Wenn dies jedoch über einen längeren Zeitraum (> halbes Jahr) auftritt und die Vergesslichkeit zunimmt, sollte man sich auf eine mögliche Demenz untersuchen lassen.

Meist ist Demenz nicht heilbar, jedoch gibt es Möglichkeiten, die Symptome zu lindern. Es gibt allerdings selten heilbare Formen der Demenz. Es gilt zunächst herauszufinden, ob eine solche vorliegt. Dazu gehören etwa Vitaminmangelzustände.

Wenn Demenz auch **nicht synonym mit Alzheimer** ist: Die häufigste Form der Demenz ist die Alzheimer-Krankheit, die für einen Großteil der Fälle verantwortlich ist. Es gibt jedoch auch andere Formen von Demenz, darunter vaskuläre Demenz, Lewy-Körper-Demenz, frontotemporale Demenz und gemischte Demenz, die eine Kombination mehrerer Ursachen darstellt. Jede dieser Formen hat ihre eigenen spezifischen Merkmale und Symptome, obwohl sie viele ähnliche Symptome wie Gedächtnisverlust, Desorientierung, Veränderungen im Urteilsvermögen und Persönlichkeitsveränderungen aufweisen können.

Die genauen **Ursachen** vieler Demenzen sind nicht vollständig verstanden, aber bei vielen Formen von Demenz spielen Ablagerungen bestimmter Proteine im Gehirn eine Rolle. Diese Ablagerungen gehen mit Schäden an Nervenzellen einher und beeinträchtigen die Kommunikation zwischen den Zellen, was letztendlich zu den Symptomen der Demenz führt. Bei einigen Formen von Demenz, wie der vaskulären Demenz, sind Durchblutungsstörungen des Gehirns ursächlich für die Schädigung der Gehirnzellen.

Die **Diagnose** von Demenz erfordert in der Regel eine umfassende klinische Bewertung durch einen Arzt oder eine Ärztin. Dazu gehören eine gründliche Anamnese, körperliche Untersuchungen, kognitive Tests, Labortests und möglicherweise die Veranlassung von bildgebender Diagnostik, wie CT- oder MRT-Scans, um andere Ursachen für die Symptome auszuschließen. Auf die Diagnostik gehen wir später (S. 39) ausführlich ein.

Obwohl es meist **keine vollständige Heilung** für Demenz gibt, können verschiedene Behandlungen und Therapien eingesetzt werden, um die Symptome zu lindern, die Lebensqualität zu verbessern und das Fortschreiten der Erkrankung zu verlangsamen. Dazu gehören Me-

ZUSAMMENFASSUNG

Demenzdefinition

- Eine Demenz zeigt mehr Symptome als nur eine Beeinträchtigung des Gedächtnisses.
- Es gibt verschiedene Demenzformen und unterschiedliche Ursachen.
- Meist ist Demenz nicht heilbar. Es gibt jedoch Möglichkeiten, die Symptome zu lindern. Einige seltene Demenzformen sind heilbar. Daher gilt es zunächst herauszufinden, welche Demenzform vorliegt.

dikamente zur Symptomlinderung, kognitive Therapien, Ergotherapie, Physiotherapie und unterstützende Pflege. Es ist auch wichtig, eine unterstützende Umgebung für Menschen mit Demenz zu schaffen, in der sie sich sicher und respektiert fühlen können.

Insgesamt ist Demenz eine **komplexe und progressive Erkrankung**, die sowohl die betroffene Person als auch ihre Familie vor große Herausforderungen stellt. Eine frühzeitige Diagnose, eine angemessene Behandlung und eine unterstützende Umgebung können jedoch dazu beitragen, die Lebensqualität zu verbessern und die Belastung für alle Beteiligten zu verringern.

Welche Demenzformen gibt es?

Wichtig ist zu unterscheiden, dass es Demenzen gibt, die durch Abbauvorgänge im Gehirn gekennzeichnet sind (neurodegenerative Demenzen: Alzheimer-Demenz, frontotemporale Lobärdegeneration, Lewy-Körperchen-Demenz), aber dies nicht alle Formen betrifft. Es ist wichtig, die anderen Demenzen zu erkennen, die durch eine behandelbare Störung verursacht werden (wie z. B. ein Vitaminmangel oder eine Gehirnentzündung). Grundsätzlich unterscheidet man zwischen neurodegenerativen Demenzen, die durch fortschreitende Abbauvorgänge im Gehirn entstehen, und sekundären Demenzen, die durch andere, oft behandelbare Erkrankungen verursacht werden.

Zu den **neurodegenerativen Demenzen** gehört die **Alzheimer-Demenz**, die häufigste Form der Demenz. Sie beginnt schleichend mit Vergesslichkeit und Orientierungsproblemen, bevor auch Sprache, Verhalten und Alltagsfähigkeiten betroffen sind. Ursache sind Eiweißablagerungen im Gehirn, die Nervenzellen schädigen. Die **frontotemporale Demenz (FTD)** betrifft hingegen vor allem Persönlichkeit, Verhalten und Sprache Betroffene zeigen oft ungewohntes oder enthemmtes Verhalten und verlieren später die Fähigkeit, sich sprachlich auszudrücken. Eine weitere Form ist die **Lewy-Körperchen-Demenz**, bei der Ablagerungen in den Nervenzellen starke Schwankungen in der Aufmerksamkeit, Halluzinationen und Parkinson-Bewegungsstörungen hervorrufen.

Neben diesen irreversiblen Demenzformen gibt es auch **sekundäre Demenzen**, die durch behandelbare Ursachen entstehen. Ein Vitamin-B_{12}-Mangel kann beispielsweise Gedächtnisprobleme verursachen, die sich durch gezielte Behandlung oft verbessern. Die vaskuläre Demenz entsteht durch Durchblutungsstörungen im Gehirn, etwa nach einem Schlaganfall oder bei langjährigem Bluthochdruck. Auch Gehirnentzündungen oder Infektionen wie HIV oder Syphilis können demenzielle Symptome hervorrufen. Zudem können Stoffwechselstörungen oder Hormonprobleme, etwa eine Funktionsstörung der Schilddrüse, zu kognitiven Einschränkungen führen.

Da nicht jede Demenz auf einen unumkehrbaren Abbauprozess zurückzuführen ist, ist eine genaue ärztliche Abklärung entscheidend. Manche Formen lassen sich behandeln oder sogar rückgängig machen, wenn die Ursache erkannt wird. Selbst bei nicht heilbaren Demenzen ist eine frühe Diagnose hilfreich, um den Krankheitsverlauf besser zu verstehen und den Alltag entsprechend anzupassen.

Dies klingt zunächst recht verwirrend, zeigt aber, dass Demenz ein Begriff ist, hinter dem sich viele Erkrankungen verbergen können. Wir wollen im Folgenden etwas Ordnung in die Sache bringen und beginnen mit einer ausführlichen Darstellung der Alzheimer-Demenz, bevor wir auch die Charakteristika weiterer Demenzformen beschreiben.

Alzheimer-Demenz (AD) ist die häufigste Demenzform

Die Alzheimer-Krankheit ist mit Abstand die häufigste Form von Demenz und macht weltweit etwa 60–70 % aller Fälle aus. Mit dem Anstieg der Lebenserwartung wird erwartet, dass sich diese Zahl in den kommenden Jahrzehnten deutlich erhöhen wird. Die Alzheimer-Krankheit tritt häufiger bei älteren Menschen auf, insbesondere bei Personen über 65 Jahren, und das Risiko steigt mit dem Alter. Es gibt jedoch auch seltene familiäre Formen der Alzheimer-Krankheit, die schon in jüngeren Jahren beginnen können.

Die Alzheimer-Demenz führt zu einem allmählichen Verlust des Gedächtnisses, der kognitiven Fähigkeiten und letztendlich der Fähigkeit, alltägliche Aufgaben zu bewältigen. Die genauen Ursachen der Alzheimer-Krankheit sind noch nicht vollständig verstanden, aber es wird angenommen, dass eine Kombination aus genetischen, Umwelt- und Lebensstilfaktoren eine Rolle spielt.

Typische Symptome von Alzheimer umfassen Gedächtnisverlust, Verwirrung, Probleme beim Denken und Schwierigkeiten beim Sprechen oder Verstehen von Sprache. Im Verlauf der Krankheit können auch Verhaltensänderungen auftreten. Es ist wichtig zu beachten, dass Alzheimer eine individuelle Erkrankung ist, und die Symptome von Person zu Person variieren können.

Derzeit gibt es keine Heilung für Alzheimer, aber es gibt Behandlungsmöglichkeiten, die darauf abzielen, die Symptome zu lindern und die Lebensqualität der Betroffenen zu verbessern. Eine frühzeitige Diagnose und rechtzeitige Interventionen sind entscheidend, um das Fortschreiten der Krankheit zu verlangsamen und den Betroffenen dabei zu helfen, so unabhängig wie möglich zu bleiben.

Die Alzheimer-Forschung ist intensiv, da die Krankheit weltweit Millionen von Menschen betrifft. Es werden verschiedene Ansätze untersucht, von neuen Medikamenten bis hin zu nicht-medikamentösen Therapien, um das Verständnis der Krankheit zu vertiefen und bessere Behandlungsmöglichkeiten zu entwickeln.

Wie entsteht Alzheimer?

Die Alzheimer-Demenz entsteht durch ein komplexes Zusammenspiel mehrerer Prozesse im Gehirn. Ein zentraler Faktor ist das Amyloid-Vorläuferprotein (APP). Normalerweise wird APP zu nützlichen Molekülen verarbeitet, doch bei Alzheimer wird es fehlerhaft gespalten, sodass kleine Fragmente entstehen. Diese Fragmente lagern sich zu unlöslichen Klumpen zusammen – den sogenannten **Amyloid-Plaques** – und stören so die Kommunikation zwischen den Nervenzellen.

Gleichzeitig verändert sich das Tau-Protein, das normalerweise das neuronale Gerüst stabilisiert. Bei Alzheimer kommt es zur sogenannten **Überphosphorylierung des Tau-Proteins**, wodurch es seine Funktion verliert und sich zu Neurofibrillen (auch als Tangles bezeichnet) verklumpt. Diese Tangles behindern den innerbetrieblichen Transport in den Zellen und tragen zum Zelltod bei.

Die Ansammlung von Amyloid-Plaques und Neurofibrillen löst eine **chronische Entzündungsreaktion im Gehirn** aus. Dabei werden Immunzellen wie Mikroglia und Astrozyten aktiviert, die versuchen, die schädlichen Ablagerungen zu beseitigen. Allerdings führt diese Aktivierung zur Freisetzung entzündlicher Botenstoffe, was den neuronalen Schaden noch vergrößert.

Ein weiterer wichtiger Aspekt ist der **Rückgang des Neurotransmitters Acetylcholin**, der eine entscheidende Rolle bei der Kommunikation zwischen den Nervenzellen spielt. Mit weniger Acetylcholin und beschädigten Synapsen – den Verbindungsstellen der Nervenzellen – wird der Informationsaustausch im Gehirn zusätzlich gestört. Diese kumulativen Schäden führen schließlich zu den typischen Symptomen der Alzheimer-Demenz, wie Gedächtnisverlust, Orientierungsschwierigkeiten und einem allgemeinen Rückgang der geistigen Leistungsfähigkeit.

Wann sollte Alzheimer diagnostiziert werden?

Zurzeit gibt es zwei große Fachgruppen, die unterschiedliche Kriterien für die Diagnose der Alzheimer-Krankheit vorschlagen. Die eine Gruppe kommt von der Alzheimer's Association (AA), die andere von einem internationalen Expertengremium (IWG). Beide Gruppen stimmen in vielen Punkten überein, unterscheiden sich aber in einem wichtigen Punkt: Wann genau spricht man wirklich von Alzheimer?

Die Alzheimer's Association ist der Meinung, dass man Alzheimer bereits diagnostizieren kann, wenn bestimmte Eiweiße im Gehirn nachgewiesen werden, also sogenannte Biomarker – selbst wenn die betroffene Person noch keine Gedächtnisprobleme hat. Nach diesem Modell könnte man Alzheimer schon im Vorfeld erkennen, lange bevor Symptome auftreten.

Die IWG-Gruppe sieht das anders. Sie sagt: Alzheimer liegt erst dann vor, wenn es auch zu messbaren Einschränkungen des Denkens und Erinnerns kommt – also wenn die Betroffenen wirklich Symptome zeigen. Nur Biomarker allein reichen ihrer Meinung nach nicht für eine Diagnose aus. Menschen mit auffälligen Eiweißwerten, aber ohne Beschwerden gelten für sie als »Risikopersonen«, nicht als Erkrankte.

Die Diskussion dreht sich also um die Frage: Reicht ein biologischer Hinweis auf Alzheimer aus, um die Krankheit zu benennen – oder braucht es zusätzlich klinische Symptome? Die Antwort ist nicht nur theoretisch wichtig, sondern hat große Auswirkungen auf Behandlungen, Studien und die Kommunikation mit Patientinnen und Patienten.

Einige Experten warnen davor, Menschen ohne Beschwerden eine Alzheimer-Diagnose zu geben, weil das zu Unsicherheit oder unnötiger Angst führen kann – vor allem, solange es keine klar wirksame Behandlung gibt. Andere wiederum betonen, dass eine frühe Diagnose hilfreich sein kann, um rechtzeitig vorzubeugen oder geeignete Maßnahmen zu planen.

Am Ende geht es auch um die Frage, wie man Alzheimer künftig behandeln und definieren will – als klar erkennbare Krankheit mit Symptomen oder als biologischen Prozess, der viele Jahre vor dem Ausbruch beginnt. Beide Sichtweisen haben ihre Berechtigung, und viele Fachleute hoffen, dass man bald einen gemeinsamen Weg findet, um Diagnosen genauer und für Betroffene nachvollziehbarer zu gestalten.

Verschiedene Erscheinungsformen der Alzheimer-Krankheit

Die Alzheimer-Krankheit beginnt nicht bei allen Menschen gleich. Je nachdem, welcher Bereich im Gehirn zuerst betroffen ist, zeigen sich unterschiedliche Symptome. Diese unterschiedlichen Verlaufsformen nennt man Phänotypen. Die meisten Menschen entwickeln die sogenannte »typische Alzheimer-Form« – es gibt aber auch seltener vorkommende Varianten, bei denen andere Beschwerden im Vordergrund stehen.

Bei den selteneren Alzheimer-Varianten stehen nicht immer Gedächtnisprobleme im Vordergrund. Stattdessen können Sprache, Wahrnehmung, Verhalten oder Bewegung zuerst betroffen sein. Manche Symptome ähneln denen anderer Demenzformen, was die richtige Diagnose herausfordernd machen kann. Eine sorgfältige Untersuchung – am besten in einer spezialisierten Gedächtnissprechstunde – hilft, Klarheit zu schaffen und die passende Unterstützung zu finden.

- Die **gedächtnisbetonte (amnestische) Form** ist die häufigste Variante. Sie beginnt mit Vergesslichkeit, vor allem im Kurzzeitgedächtnis. Alltagsereignisse, Namen oder kürzlich geführte Gespräche werden leichter vergessen.
- Die **posteriore kortikale Atrophie (PCA)** betrifft vor allem das Sehen und die räumliche Wahrnehmung. Menschen haben Schwierigkeiten beim Lesen, Erkennen von Objekten oder beim Einschätzen von Entfernungen. Das Gedächtnis bleibt anfangs meist noch erhalten.

Seltenere Formen (mit möglichen Überschneidungen mit anderen Demenzen)

Einige seltene Varianten der Alzheimer-Krankheit ähneln in ihren frühen Symptomen anderen Demenzformen. Diese Überschneidungen können die Diagnose erschweren und machen eine genaue Abklärung besonders wichtig.

- Bei der **sprachbezogenen Form (logopenische Variante der primär progressiven Aphasie – lvPPA)** zeigen sich zunächst Sprachprobleme: Betroffene haben Mühe, Wörter zu finden oder ganze Sätze zu wiederholen, obwohl das Verständnis noch gut erhalten ist.
- Bei der **verhaltensbezogenen/exekutiven Variante der Alzheimer-Krankheit** zeigen die betroffenen Menschen zunächst Verhaltensveränderungen: Sie wirken z. B. apathisch (teilnahmslos), enthemmt oder sehr starr in ihrem Denken und Handeln. Diese Form kann leicht mit einer frontotemporalen Demenz (S. 19) verwechselt werden.
- Das **kortikobasale Syndrom (CBS)** ist eine seltene Variante, die sich vor allem durch Bewegungsstörungen, wie Steifheit, Zuckungen oder Probleme bei gezielten Bewegungen (z. B. beim Anziehen oder Greifen), äußert. Auch hier kann es zu Verwechslungen mit anderen Erkrankungen wie der kortikobasalen Degeneration, einer Parkinson-Unterform, kommen.
- **Weitere sprachliche Varianten (nicht-flüssige oder semantische primär progressive Aphasie)**: Hier geht es um schwieriger werdendes Sprechen oder Sprachverstehen. Auch diese Formen überschneiden sich häufig mit anderen Demenzarten und erfordern eine spezialisierte Diagnostik.

Die präklinische Phase der Alzheimer-Erkrankung

Die Alzheimer-Krankheit beginnt oft viele Jahre, bevor die ersten Beschwerden überhaupt bemerkt werden. In dieser sogenannten präklinischen Phase verändern sich bereits Strukturen im Gehirn, die typisch für Alzheimer sind – z. B. lagern sich Eiweiße wie Amyloid und Tau ab. Diese Veränderungen können schon 20–30 Jahre vor den ersten Symptomen beginnen. Dennoch merken die betroffenen Personen in dieser Zeit noch nichts davon – sie sind im Alltag völlig unauffällig und selbstständig.

Ob und wann die Krankheit im weiteren Verlauf spürbar wird, hängt von vielen Faktoren ab: unter anderem von Alter, Geschlecht, bestimmten Erbanlagen und auch davon, wie gut das Gehirn durch Bildung, Beruf und soziale Aktivitäten »trainiert« wurde. Studien zeigen, dass es im Durchschnitt etwa 8 Jahre dauert, bis aus der stillen Phase eine leichte Gedächtnisstörung wird – und etwa 15 Jahre, bis sich eine Alzheimer-Demenz entwickelt. Manche Menschen haben aber trotz auffälliger Veränderungen im Gehirn ihr Leben lang keine Probleme mit dem Gedächtnis.

Wie hoch ist das Risiko für Alzheimer-Demenz?

Nicht jede Person mit »Alzheimer-Veränderungen« im Gehirn wird automatisch an Demenz erkranken. Das Risiko für eine 90-jährige Frau mit ersten Amyloid-Eiweißablagerungen liegt nur bei etwa 8 %, im Laufe ihres restlichen Lebens eine Alzheimer-Demenz zu entwickeln. Ist dieselbe Frau aber erst 65 Jahre alt, steigt das Risiko auf etwa 29 %.

Besonders hoch ist das Risiko bei Menschen, die bereits erste leichte Gedächtnisprobleme haben und bei denen im Gehirn typische Veränderungen wie Amyloid und beginnende Nervenzellschäden festgestellt wurden. Dann liegt das Risiko, an Alzheimer-Demenz zu erkranken, bei über 50 %. Frauen sind insgesamt etwas häufiger betroffen als Männer, nicht nur, weil sie im Durchschnitt älter werden.

WISSEN

Frühe Stadien: 3 Stufen der stillen Erkrankung

Fachleute unterteilen die präklinische Phase in 3 Stufen:

- **Stadium 1:** Nur Amyloid-Eiweißablagerungen sind nachweisbar, die geistige Leistung ist noch vollständig normal. Das Risiko späterer Gedächtnisprobleme, ist noch recht gering (ca. 20 %).
- **Stadium 2:** Zu den Amyloid- und TAU-Eiweißablagerungen beginnen erste Schäden an Nervenzellen. Das Risiko steigt auf rund 38 %.
- **Stadium 3:** Es zeigen sich erste sehr leichte kognitive Veränderungen, die aber noch nicht auffällig genug sind, um von außen bemerkt zu werden oder als Krankheit zu gelten. Hier liegt das Risiko, an Alzheimer-Demenz zu erkranken, bei über 70 %.

Auch wenn in dieser Phase noch keine Medikamente zur Heilung zur Verfügung stehen, ist es wichtig, sie zu erkennen. So können frühzeitig Maßnahmen ergriffen werden – etwa zur Förderung geistiger Aktivität, gesunder Lebensführung oder auch zur Teilnahme an klinischen Studien.

Leichte kognitive Störung (MCI) im Zusammenhang mit Alzheimer

Die leichte kognitive Störung, kurz MCI (engl. »Mild Cognitive Impairment«), ist eine Art »Zwischenstufe« zwischen dem normalen Älterwerden und einer beginnenden Demenz. Viele Menschen bemerken in dieser Phase erste Veränderungen – z. B., dass sie häufiger Dinge vergessen, sich schwerer an Gespräche erinnern oder öfter nach Wörtern suchen. Besonders die Merkfähigkeit ist häufig betroffen. Andere bemerken, dass ihnen gewohnte Aufgaben wie Kochen, Bezahlen oder Organisieren schwerer fallen oder dass sie sich manchmal sogar in vertrauter Umgebung unsicher fühlen.

Diese ersten Anzeichen können ganz unterschiedlich sein – je nachdem, wie stark das Gehirn bisher gefordert und gefördert wurde (Stichwort: kognitive Reserve) und wie gut jemand gelernt hat, mit Unsicherheiten umzugehen. Wichtig ist: Die Selbstständigkeit ist bei MCI noch erhalten. Die Betroffenen kommen im Alltag meist noch gut zurecht, auch wenn sie mehr Zeit oder Hilfe brauchen.

Ob es sich bei diesen Symptomen wirklich um eine beginnende Alzheimer-Erkrankung handelt, lässt sich nicht immer sofort sagen. Der Übergang zur Demenz ist fließend. Eine wichtige Rolle spielen dabei auch die Einschätzungen von Angehörigen, die Lebenssituation und die Beurteilung durch Ärztinnen oder Ärzte.

Wie geht es weiter – die Prognose bei MCI

Nicht alle Menschen mit einer MCI entwickeln eine Demenz. Aber: Wenn die MCI durch Alzheimer verursacht ist, ist das Risiko deutlich erhöht. Studien haben gezeigt, dass 8 % bis fast 14 % der Betroffenen jährlich in ein nächstes Krankheitsstadium übergehen.

Heute kann man das Risiko besser einschätzen, wenn man sogenannte Biomarker misst – also typische Alzheimer-Veränderungen im Gehirn oder in der Rückenmarksflüssigkeit, z. B. Amyloid- oder Tau-Eiweiße, oder spezielle bildgebende Verfahren wie die PET-Untersuchung einsetzt.

Eine große internationale Studie hat gezeigt:

- 90 % der Menschen, bei denen sowohl eine MCI als auch Alzheimer-Biomarker vorliegen, entwickeln innerhalb von 5 Jahren eine Demenz.
- Bei Menschen mit ähnlichen Gedächtnisproblemen, aber ohne Alzheimer-typische Biomarker ist das Risiko viel geringer – unter 10 % im gleichen Zeitraum.

Eine aktuelle Übersicht über viele Studien bestätigt diese Erkenntnisse: Menschen mit einer MCI und positivem Amyloidbefund haben ein 3- bis 5-mal so hohes Risiko, an Demenz zu erkranken, wie jene ohne solche Hinweise. Ist zusätzlich auch Tau positiv, steigt das Risiko noch weiter an.

Drei Phasen der Alzheimer Demenz

Die Alzheimer-Demenz entwickelt sich meist langsam über mehrere Jahre. Der Übergang von den ersten leichten Gedächtnisproblemen (MCI) zur Demenz ist fließend. Ob man von einer Demenz spricht, hängt vor allem davon ab, wie gut eine Person ihren Alltag noch allein bewältigen kann – z. B. beim Kochen, Organisieren von Terminen oder im Umgang mit Geld.

Fachleute unterscheiden drei Phasen der Alzheimer-Demenz: leicht, mittelschwer und schwer. Der Verlauf kann von Person zu Person sehr unterschiedlich sein.

LEICHTE PHASE: In der Anfangsphase stehen vor allem Gedächtnisprobleme im Vordergrund – z.B., dass Namen, Termine oder kürzliche Gespräche häufiger vergessen werden. Auch Wortfindungsschwierigkeiten oder kleine Orientierungslücken können vorkommen. Viele Betroffene merken selbst, dass »etwas nicht mehr so rund läuft«. Trotzdem kommen sie in dieser Phase oft noch gut allein zurecht und können viele alltägliche Dinge selbstständig erledigen – manchmal mit kleinen Hilfen oder mehr Zeit.

MITTELSCHWERE PHASE: Mit der Zeit werden die kognitiven Einschränkungen deutlicher. Es fällt schwerer, komplexere Aufgaben zu bewältigen, wie z.B. den Haushalt zu führen oder sich in neuen Situationen zurechtzufinden. Manche Menschen ziehen sich dann eher zurück, weil sie sich unsicher fühlen. In dieser Phase ist in vielen Bereichen regelmäßige Unterstützung durch Angehörige oder Betreuungspersonen notwendig – sei es bei der Körperpflege, der Medikamenteneinnahme oder bei organisatorischen Aufgaben.

SCHWERE PHASE: In der fortgeschrittenen Phase sind die Betroffenen zunehmend auf umfassende Hilfe angewiesen. Kommunikation, Orientierung und die körperliche Selbstversorgung werden zunehmend schwieriger. Auch das Verhalten kann sich verändern – z.B. durch Unruhe, Ängste oder Rückzug. Wichtig ist hier eine einfühlsame und stabile Betreuung, die auf die Bedürfnisse der Person eingeht und Sicherheit gibt. Viele Menschen reagieren in dieser Phase besonders positiv auf vertraute Rituale, Musik, Berührung und liebevolle Zuwendung.

Das menschliche Gehirn mit seinen unterschiedlichen Bereichen (Lappen) sowie seinen Gedächtnisregionen.

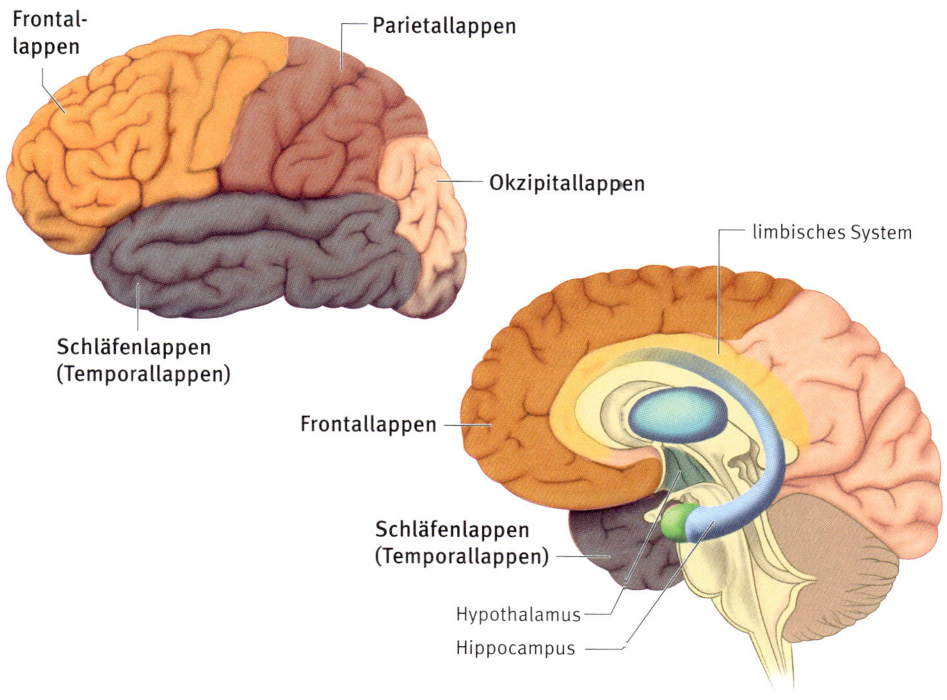

Frontotemporale Lobärdegeneration (FTLD, FTD)

Die frontotemporale Demenz betrifft die Frontal- und Schläfenlappen (= frontaler und temporaler Hirnlappen) des Gehirns, die für die Persönlichkeit, das Sozialverhalten und die Sprachfähigkeiten verantwortlich sind. Die Symptome variieren je nach betroffenem Bereich, können jedoch Veränderungen im Verhalten und in der Persönlichkeit, soziale Entfremdung, Sprachstörungen und Verlust des Urteilsvermögens umfassen. Zu Beginn fallen vor allem Veränderungen der Persönlichkeit auf, dazu zählen Teilnahmslosigkeit, Reizbarkeit und Enthemmung.

Die Erkrankung tritt typischerweise in einem früheren Lebensalter auf als die Alzheimer-Krankheit, oft zwischen dem 40. und 60. Lebensjahr, obwohl sie in einigen Fällen auch im höheren Lebensalter auftreten kann. FTLD kann sowohl Männer als auch Frauen betreffen und hat eine genetische Komponente, wobei einige Fälle mit bestimmten Genmutationen in Verbindung gebracht werden. FTLD ist im Vergleich zur Alzheimer-Krankheit und zur vaskulären Demenz seltener, macht jedoch etwa 5–10% aller Demenzfälle aus.

FTLD-Formen

Es gibt Unterarten von FTLD, die jeweils unterschiedliche Symptome und Verlaufsmuster aufweisen.

DIE VERHALTENSVARIANTE der frontotemporalen Demenz (behaviorale Variante der Fronttemporalen Demenz, bvFTD, Morbus Pick) ist die häufigste Form der FTLD. Sie ist gekennzeichnet durch Veränderungen im Verhalten und in der Persönlichkeit. Zu den Symptomen

▼ Wie sich die 3 Haupttypen von primär progressiver Aphasie zeigen.

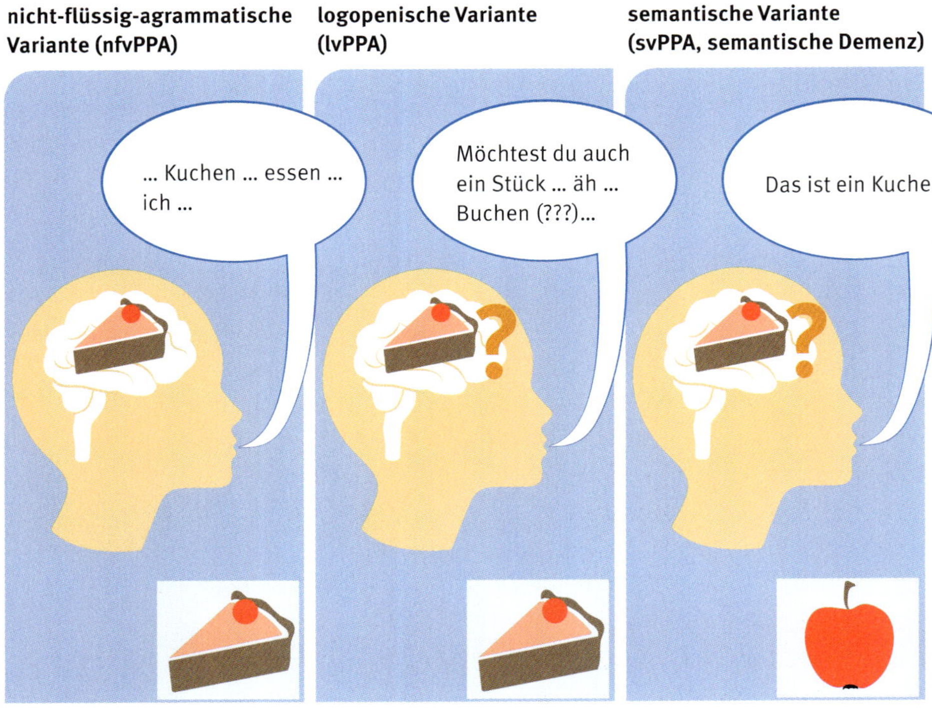

gehören sozial unangemessenes Verhalten, Impulsivität, mangelnde Hemmungskontrolle, emotionale Flachheit oder Verlust von Empathie, mangelndes Interesse an sozialen Aktivitäten, Obsessionen oder zwanghaftes Verhalten (beispielsweise übermäßiges Essen oder gesteigerter Nikotin- und Alkoholkonsum) und Veränderungen im Essverhalten.

PRIMÄR PROGRESSIVE APHASIE (PPA): PPA betrifft die Sprachfähigkeiten und äußert sich durch Schwierigkeiten beim Sprechen, Verstehen und Lesen. Es gibt drei Haupttypen von PPA: die nicht-flüssig-agrammatische Variante (nfvPPA), die semantische Variante (svPPA, semantische Demenz) und die logopenische Variante (lvPPA). Menschen mit agrammatischer PPA haben Schwierigkeiten, grammatikalisch korrekte Sätze zu bilden, und können Probleme mit der Artikulation haben. Personen mit semantischer PPA haben Schwierigkeiten, Wörter zu verstehen und sie richtig zu verwenden. Bei logopädischer PPA treten Probleme beim Abrufen von Wörtern auf, und die Sprache ist oft schwer zu verstehen , weil Laute verwechselt werden.

Die Diagnose einer FTLD erfordert eine ärztliche Bewertung, zu der körperliche Untersuchungen, kognitive Tests, Bildgebung und manchmal genetische Tests gehören. Obwohl es keine Heilung für eine FTLD gibt, können Therapien eingesetzt werden, um die Symptome zu lindern, die Lebensqualität zu verbessern und die Belastung für die betroffenen Menschen und ihre Familien zu verringern.

Bei der frontotemporalen Lobärdegeneration (FTLD, FTD) gibt es Überschneidungen mit anderen Erkrankungen mit Abbauprozessen im Gehirn, die auch genetische Ursachen haben können:

- FTD mit amyotropher Lateralsklerose (FTD-ALS) mit einer Kombination aus Verhaltens- oder Sprachsymptomen mit motorischen Zeichen der ALS (z. B. Muskelschwäche, Faszikulationen).
- FTD mit Parkinsonismus, also eine FTD in Kombination mit Bewegungsverlangsamung und oder Muskelsteifigkeit

Lewy-Körper-Demenz

Lewy-Körper-Demenz ist nach Alzheimer- und vaskulärer Demenz die dritthäufigste Form von Demenz und macht etwa 10–25 % aller Demenzfälle aus. Sie tritt auf, wenn sich abnorme Proteinablagerungen, sogenannte Lewy-Körper, im Gehirn bilden. Im Englischen wird die Erkrankung Lewy-Body-Demenz genannt und daher mit LBD abgekürzt. Die Lewy-Körper beeinträchtigen die normale Funktion der Nervenzellen und führen zu Symptomen, die denen der Alzheimer-Krankheit und der Parkinson-Krankheit ähneln. Das bedeutet, dass die Betroffenen auch deutliche Einschränkungen der Bewegung im Sinne einer Bewegungsverlangsamung (Hypokinese) und Steifigkeit (Rigor) entwickeln. Auch Zittern (Tremor) kann vorkommen. Schlafstörungen sind ebenfalls häufig, wie die REM-Schlaf-Verhaltensstörung, bei der Menschen ihre Träume mitunter physisch ausleben.

LBD tritt häufiger bei älteren Menschen auf, insbesondere bei Personen über 60 Jahren. Männer haben möglicherweise ein etwas höheres Risiko für eine LBD als Frauen. Die Diagnose einer Lewy-Körper-Demenz kann eine Herausforderung sein, da die Symptome sich im Verlauf der Krankheit ändern und mit anderen Formen der Demenz überlappen können. Eine genaue Diagnose erfordert eine gründliche neurologische Untersuchung, eine Bildgebung des Gehirns und manchmal auch eine Lumbalpunktion, um das Vorhandensein bestimmter Biomarker im Nervenwasser (Liquor) zu untersuchen.

Die Symptome der Lewy-Körper-Demenz können variieren, aber typische Anzeichen sind

Schwankungen im kognitiven Zustand, wie plötzliche Verschlechterung der Aufmerksamkeit und des Denkvermögens, sowie Halluzinationen, besonders visuelle, die für die Betroffenen oft sehr real sind. Dies können Insekten sein, die plötzlich auftauchen, oder andere Tiere oder Menschen. Die Behandlung kann schwierig sein, weil Betroffene auf Medikamente gegen Verwirrtheit und Halluzinationen mitunter paradox reagieren, was bedeutet, dass diese Medikamente die Symptome sogar verstärken können.

Neben den eigentlichen Demenzen, wie Alzheimer-Demenz und FTLD, gibt es eine Reihe anderer Erkrankungen, die man als »neurodegenerativ« bezeichnet. Dies bedeutet: Es baut sich Hirngewebe ab – manchmal ohne, dass wir die genaue Ursache dafür kennen.

▼ Für Betroffene von Halluzinationen wirken Insekten oder andere Erscheinungen oft täuschend echt.

Parkinson-Demenz und Demenzen bei atypischen Parkinson-Syndromen

Diese Formen sind ein bekanntes Beispiel dafür, wie eine primär motorische (auf die Bewegung bezogene) Erkrankung, nämlich die Parkinson-Krankheit, im späteren Verlauf auch das Denken und das Gedächtnis beeinträchtigen kann. Während die Krankheit bei der Diagnosestellung vor allem durch motorische Symptome wie Zittern, Muskelsteifheit und verlangsamte Bewegungen auffällt, entwickeln viele Betroffene im späteren Stadium eine Demenz. Diese Form der Demenz zeigt sich häufig in Form von Aufmerksamkeitsstörungen, Gedächtnisproblemen und Schwierigkeiten beim Planen oder Multitasking. Eine wichtige Rolle spielen dabei Lewy-Körper, also abnorme Proteinablagerungen im Gehirn, die auch bei der Lewy-Körper-Demenz (S. 21) vorkom-

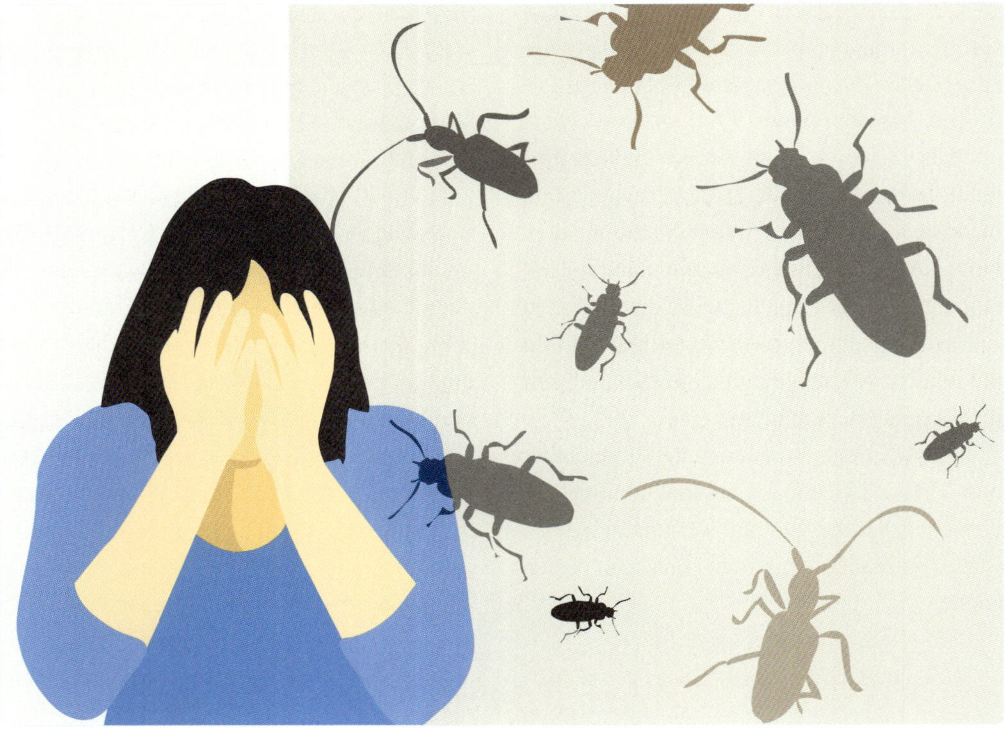

men. Die Parkinson-Demenz weist daher einige Überschneidungen mit dieser Form auf, etwa bei Symptomen wie visuellen Halluzinationen oder ausgeprägten Schwankungen der kognitiven Leistungsfähigkeit. Seltene Parkinson-Arten (atypische Parkinson-Syndrome) können auch mit Demenzen zusammenhängen:

- Eine **progressive supranukleäre Blickparese (PSP)** zeigt sich durch vertikale Blicklähmung, Gangstörungen, posturale Instabilität und kognitive Veränderungen.
- Die **kortikobasale Degeneration (CBD)** hat die Merkmale asymmetrische motorische Symptome (z. B. Alien-Hand-Syndrom), Parkinsonismus und kognitive Defizite.

Seltenere neurodegenerative Demenzen

Die **Huntington-Krankheit** eine genetisch bedingte neurodegenerative Erkrankung, kann im späteren Verlauf zu **Demenz** führen. Hier werden die kognitiven Defizite von motorischen Symptomen wie unkontrollierten Bewegungen (Chorea, Veitstanz) begleitet.

Eine weitere, recht neu beschriebene Form der Demenz wird als **LATE** bezeichnet. Das steht für »Limbic-Predominant Age Related TDP-43 Enzephalopathy«. Diese Demenz ähnelt der Alzheimer-Krankheit hinsichtlich der Gedächtnisstörungen, tritt bei älteren Menschen über 80 auf und bei Autopsien von verstorbenen Menschen mit dieser Erkrankung fand man das TDP-43-Protein, das auch bei FTD zu finden ist.

Vaskuläre Demenz

Die vaskuläre Demenz ist die zweithäufigste Demenzform nach der Alzheimer-Krankheit und macht etwa 15–20 % aller Demenzfälle aus. Der Begriff »vaskulär« bedeutet, dass die Erkrankung gefäßbedingt ist, also mit den Blutgefäßen in Verbindung steht. Es wird angenommen, dass vaskuläre Demenz häufiger bei Männern auftritt als bei Frauen. Das Risiko für vaskuläre Demenz wird durch Faktoren wie Bluthochdruck, Diabetes mellitus, hohe Cholesterinwerte, Rauchen und Herz-Kreislauf-Erkrankungen erhöht. Die genaue Prävalenz variiert je nach Region und Bevölkerungsgruppe, aber sie nimmt weltweit zu, was teilweise auf eine zunehmende Alterung der Bevölkerung und eine Zunahme von Risikofaktoren für vaskuläre Erkrankungen zurückzuführen ist.

Die Symptome einer vaskulären Demenz können je nach individueller Ausprägung und betroffenen Gehirnregionen variieren. Typische Anzeichen umfassen Gedächtnisprobleme sowie Schwierigkeiten mit Aufmerksamkeit und Konzentration. Menschen mit vaskulärer Demenz können auch Probleme bei der Planung und Ausführung von Aufgaben haben, begleitet von einer Verlangsamung der Denkprozesse und motorischen Fähigkeiten. Störungen der Sprache und des Verständnisses sind ebenfalls häufig, ebenso wie Verhaltensänderungen wie Reizbarkeit, Depression oder Aggressivität. Schwierigkeiten mit der räumlichen Orientierung und Navigation sowie eine stufenweise Verschlechterung der kognitiven Funktionen gehören ebenfalls zu den Symptomen.

Symptomatische Demenz: Wenn eine andere Erkrankung die Ursache ist

Unter der Bezeichnung »symptomatische Demenz« findet sich ein Sammelsurium von Zuständen, die Demenz-Symptome auslösen. Die Demenz ist also ein Symptom einer anderen Erkrankung oder Ursache.

- Dazu gehören schwere Vitaminmangelzustände (etwa Vitamin-B_{12}- oder -B_1-Mangel) oder Entzündungen des Gehirns.
- Auch chronischer Alkoholmissbrauch kann (in Verbindung mit Vitamin-B_1-Mangel) zu Demenz führen (Wernicke-Enzephalopathie und Korsakow-Syndrom).
- Neben Infektionen kennt man heute auch Autoimmunerkrankungen, die zu chronischen Entzündungen des Gehirns führen. Neben der sogenannten Autoimmunenzephalitis können auch Erkrankungen aus dem Formenkreis der Multiplen Sklerose letztlich zu Abbauprozessen im Gehirn und zu Demenz führen.
- Veränderungen der Druckverhältnisse oder der Menge des Nervenwassers können zu demenziellen Symptomen führen (wie beim sogenannten Normaldruckhydrozephalus).

Symptomatische Demenzen können behandelbar oder sogar heilbar sein. Im Kapitel zur Diagnostik (S. 39) wird dargestellt, wie man herausfindet, ob eine derartige Form vorliegt.

▼ Diese Übersicht zeigt grob, welche häufigen Demenzformen neben der Alzheimer-Erkrankung existieren. Jede dieser Formen hat unterschiedliche Ursachen, Symptome und Verläufe.

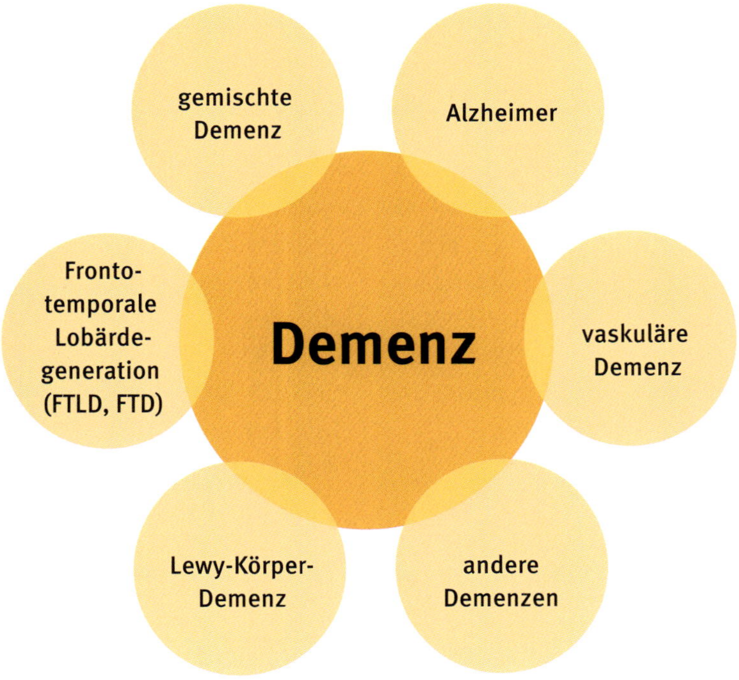

ZUSAMMENFASSUNG

Demenzformen

- Es gibt verschiedene Demenzformen, die häufigsten sind: Alzheimer-Demenz, vaskuläre Demenz, Lewy-Body-Demenz, frontotemporale Lobärdegeneration (LTLD) bzw. frontotemporale Demenz (FTD) und gemischte Demenz.
- Die verschiedenen Demenzformen haben verschiedene Ursachen und bedürfen auch einer unterschiedlichen Behandlung.
- Eine Demenz bedeutet nicht immer, dass Gedächtnisschwierigkeiten vorliegen müssen, sie kann sich beispielsweise auch durch das Auftreten von unangemessenem sozialem Verhalten zeigen.

Mischdemenzen

Die gemischte Demenz ist eine Kombination aus zwei oder mehr Demenzformen, typischerweise aus der Alzheimer-Krankheit und der vaskulären Demenz. Diese Mischdemenz tritt häufig bei älteren Menschen auf, insbesondere bei Personen mit Herz-Kreislauf-Erkrankungen oder Diabetes mellitus. Andere Formen wie die Lewy-Körper-Demenz oder die frontotemporale Demenz können ebenfalls an einer gemischten Demenz beteiligt sein. Die Symptome können variieren und hängen von den zugrundeliegenden Ursachen und dem Grad der Schädigung ab.

Allgemein kann man feststellen, dass die Symptome einer gemischten Demenz variabel sind und in erster Linie davon abhängen, welche Demenzformen beteiligt sind und welcher Teil des Gehirns betroffen ist. Typische Symptome können Gedächtnisverlust, Probleme mit der Sprache und Kommunikation, Veränderungen im Verhalten und in der Persönlichkeit, Desorientierung, Schwierigkeiten mit der Planung und Ausführung von Aufgaben und Störungen der Motorik umfassen.

Eine gemischte Demenz kann die Diagnose und die Behandlung komplizieren, da sie verschiedene Ursachen und Symptome umfasst. Eine frühzeitige Diagnose und eine angemessene Behandlung sind jedoch entscheidend, um die bestmögliche Unterstützung und Pflege für Menschen mit gemischter Demenz zu gewährleisten.

Ursachen und Risikofaktoren: Gene und familiäre Veranlagung

Grundsätzlich kann man nicht sagen, dass Demenz immer als Erbkrankheit gilt. Aber Studien weisen darauf hin, dass Menschen, bei denen es bereits eine Demenz in der Familie gibt, selbst ein allgemein höheres Risiko haben, ebenfalls an Demenz zu erkranken, vor allem für Töchter von erkrankten Männern. Dies zeigt eine aktuelle Studie.

Genetische und familiäre Faktoren spielen also durchaus bei der Entstehung von Demenz eine Rolle, insbesondere bei bestimmten Formen wie der Alzheimer-Krankheit.

Familiäre Alzheimer-Krankheit

Denn es gibt eine Spezialform, die sogenannte familiäre Alzheimer-Krankheit, die früh einsetzt, aber relativ selten ist. Bei dieser Demenz sind Veränderungen in spezifischen Genen (z.B.

APP, PSEN1 und PSEN2) direkt verantwortlich für die Entwicklung der Krankheit. Diese sogenannten genetischen Mutationen folgen einem autosomal-dominanten Erbgang, was bedeutet, dass die Krankheit von mindestens einem Elternteil an das Kind weitergegeben werden kann. Das heißt, wenn ein Elternteil diese Mutationen aufweist, besteht für das Kind eine 50%ige Wahrscheinlichkeit, ebenfalls an dieser Demenz zu erkranken.

Sporadische Alzheimer-Krankheit

Eine weiter Form der Demenz mit erblicher Komponente ist die sogenannte sporadische Form der Alzheimer-Krankheit. Diese ist häufiger als die familiäre Alzheimer-Krankheit und sie tritt in späteren Lebensjahren auf. Ihre genetische Komponente ist das Apolipoprotein E (ApoE)-ε4-Allel. Dies ist der bekannteste genetische Risikofaktor. Menschen, die eine oder zwei Kopien dieses Allels besitzen, haben ein erhöhtes Risiko, an Alzheimer zu erkranken. Laut den aktuellen Leitlinien in Deutschland (S3-Leitlinie Demenzen S. 59) wird kein routinemäßiger Gentest auf ApoE empfohlen – weder zur Diagnose noch zur Vorhersage des Krankheitsverlaufs. Der Nutzen eines solchen Tests für Betroffene ist derzeit zu gering.

Diese genetische ApoE-Konstellation wird aktuell auch für die Therapie von Bedeutung, weil sie ein Risiko für das Auftreten von Komplikationen der neuen Antikörper-Therapie (S. 63) ist.

Bei der frontotemporalen Lobärdegeneration (FTLD) sind recht viele Formen genetisch bedingt. Häufige genetische Mutationen sind z. B.:

- C9orf72: häufigste genetische Ursache, assoziiert mit bvFTD und FTD-ALS
- GRN (Progranulin): assoziiert mit bvFTD und PPA.
- MAPT (Tau): häufig bei bvFTD und FTLD-Tau.

Alterung und Demenz

Demenz kann grundsätzlich in jedem Alter auftreten. Dennoch: Das Alter ist der stärkste bekannte – und nicht beeinflussbare – Risikofaktor für die Entwicklung einer Demenz. Das trifft besonders auf die Alzheimer-Krankheit zu.

Die Häufigkeit in der Bevölkerung steigt mit zunehmendem Alter deutlich an: Sind bei Menschen über 65 Jahre etwa 5–8% von Demenz betroffen sind, so steigt der Anteil bei über 85-Jährigen auf über 30% an.

Der biologische Alterungsprozess führt zu verschiedenen Veränderungen im Gehirn, vor allem nimmt die Fähigkeit des Gehirns, sich von Verletzungen und schädlichen Einflüssen zu erholen, ab. Diese Faktoren tragen dazu bei, dass die Wahrscheinlichkeit, an Demenz zu erkranken, mit dem Alter zunimmt. Die exakten Mechanismen, durch die das Altern das Demenzrisiko beeinflusst, sind Gegenstand intensiver Forschung – auch um therapeutische Ansätze zu identifizieren, die die Auswirkungen des Alterns auf das Gehirn mildern könnten.

Da das Alter aber grundsätzlich zu den nicht-beeinflussbaren Risikofaktoren zählt, ist es umso wichtiger, bei den beeinflussbaren Faktoren gegenzusteuern: dem Lebensstil und den Umweltfaktoren.

Wie kann man einer Demenz vorbeugen?

Die Lancet-Kommission 2024 benennt insgesamt 14 modifizierbare Risikofaktoren, die je nach Lebensphase unterschiedlich stark zur Prävention von Demenz beitragen können. Die Faktoren werden dabei in drei Hauptlebensphasen unterteilt: frühes Leben, mittleres Leben und späteres Leben. Jeder dieser Phasen sind spezifische Risikofaktoren zugeordnet, die durch gezielte Präventionsmaßnahmen und Lebensstiländerungen das Risiko, an einer Demenz zu erkranken, signifikant senken können.

Risikofaktoren in der frühen Lebensphase

NIEDRIGER BILDUNGSSTAND: Ein niedriger Bildungsgrad erhöht das Demenzrisiko. Frühe Bildung und lebenslanges Lernen wirken sich positiv auf die kognitive Reserve aus und können das Risiko einer späteren Demenz verringern.

Risikofaktoren in der mittleren Lebensphase

HÖRVERLUST: Ein unbehandelter Hörverlust steht in Zusammenhang mit einem erhöhten Demenzrisiko. Hörgeräte können den negativen Effekt abmildern. Daher schädliche Lärmbelastung verringern, um Hörverluste zu reduzieren.

ERHÖHTE BLUTFETTE: Erhöhte Blutfette, vor allem das LDL-Cholesterin, werden heute für eine Vielzahl von Erkrankungen im Zusammenhang gesehen. Bei der vaskulären – also durchblutungsbedingten – Demenz ist der Zusammenhang eindeutig. Aber auch bei Alzheimer hat LDL wahrscheinlich direkte Auswirkungen. Die Normwerte bei Gesunden liegen unter 130 mg/dl. Bei Risikokonstellationen, wie z. B. nach einem Schlaganfall, sollten die Werte deutlich niedriger sein (mitunter unter 55 mg/dl).

DEPRESSION: Depressionen stehen im Zusammenhang mit einem höheren Demenzrisiko. Die Behandlung und Prävention von Depressionen ist daher wichtig für die Demenzprävention.

SCHÄDEL-HIRN-VERLETZUNGEN: Verletzungen des Kopfes erhöhen die Anfälligkeit für Demenz. Präventive Maßnahmen wie das Tragen von Helmen und Sicherheitsvorkehrungen können das Risiko mindern.

BEWEGUNGSMANGEL: Körperliche Aktivität fördert die Durchblutung und stärkt das Herz-Kreislauf-System, was sich positiv auf das Gehirn auswirkt.

DIABETES MELLITUS: Diabetes beeinträchtigt die Gefäßgesundheit und ist mit einem erhöhten Risiko für Demenz assoziiert. Die Kontrolle des Blutzuckerspiegels und des Langzeitblutzuckers ist daher wichtig.

RAUCHEN: Rauchen erhöht das Demenzrisiko erheblich, da es die Blutgefäße schädigt und die Sauerstoffversorgung des Gehirns beeinträchtigt. Ein Rauchstopp kann das Risiko verringern, auch im höheren Alter.

BLUTHOCHDRUCK: Bluthochdruck im mittleren Alter ist ein starker Risikofaktor, da er die Gefäße und die Durchblutung des Gehirns beeinträchtigt. Eine gute Kontrolle des Blutdrucks schützt das Gehirn. Die Lancet-Kommission empfiehlt ab einem Alter von 40 Jahren, den systolischen Blutdruck bei ≤ 130 mmHg konstant zu halten. Zur Bestätigung der Diagnose wird eine 24-Stunden-Langzeit-Blutdruckmessung empfohlen. Denn oft ist der Blutdruck nachts erhöht, was man durch eigenhändige Messungen nicht bemerkt. Die Risikofaktoren hängen miteinander zusammen. Maßnahmen zur Senkung des Blutdrucks sind: auf ausreichende Bewegung achten, Übergewicht vermeiden, weniger Salz essen, nur wenig Alkohol trinken oder besser gar keinen Alkohol trinken, Stress vermeiden, aufs Rauchen verzichten.

ÜBERGEWICHT: Übermäßiges Körpergewicht kann das Risiko für Demenz erhöhen, insbesondere durch Effekte auf das Herz-Kreislauf-System und entzündliche Prozesse. Ein gesundes Körpergewicht kann das Risiko senken. Übergewicht bezeichnet einen Zustand, bei dem das Körpergewicht im Verhältnis zur Körpergröße über dem als gesund erachteten Bereich liegt. Häufig wird dies mit dem Body-Mass-Index (BMI) beurteilt, der sich aus dem Verhältnis von Körpergewicht (in Kilogramm) zur Körpergröße (in Metern) zum Quadrat berechnet. Ein BMI zwischen 25 und 29,9 gilt im Allgemeinen als Übergewicht, während Werte ab 30 als Adipositas (Fettleibigkeit) eingestuft werden. Dabei ist zu beachten, dass der BMI nur ein grober Richtwert ist und individuelle Faktoren wie Muskelmasse, Geschlecht oder Alter nicht berücksichtigt. Zur genaueren Einschätzung des Gesundheitsrisikos können zusätzliche Maße wie der Taillenumfang herangezogen werden, da eine Fettansammlung im Bauchbereich besonders mit kardiovaskulären Erkrankungen und Stoffwechselstörungen in Verbindung steht.

ALKOHOLKONSUM: Hoher Alkoholkonsum schädigt die Gehirnzellen und ist mit einem erhöhten Risiko für Demenz verbunden. Mäßigung beim Alkoholkonsum ist daher ratsam, wobei man heute davon ausgeht, dass idealerweise überhaupt kein Alkohol getrunken werden sollte.

Risikofaktoren in der späteren Lebensphase

SOZIALE ISOLATION: Soziale Kontakte und Aktivitäten sind essenziell für die Gehirngesundheit. Einsamkeit im Alter ist ein erheblicher Risikofaktor für Demenz.

LUFTVERSCHMUTZUNG: Langfristige Exposition gegenüber hoher Luftverschmutzung kann das Gehirn schädigen und das Risiko für Demenz erhöhen.

SEHVERLUST: Ausreichende Sehkraft ist wichtig für die Orientierung, Kommunikation und soziale Teilhabe. Eine Korrektur mittels Brille ist sinnvoll.

Was Sie selbst tun können

Die Lancet-Kommission unterstreicht, dass durch die gezielte Verminderung dieser 14 modifizierbaren Risikofaktoren über alle Lebensphasen hinweg bis zu 45 % der Demenzfälle weltweit verhindert oder hinausgezögert werden könnten. Besonders die Förderung von Bildung und die Aufrechterhaltung einer gesunden Lebensweise mit regelmäßiger Bewegung, sozialer Interaktion und einer stabilen Herz-Kreislauf-Gesundheit bilden starke Schutzfaktoren, um das Risiko im Alter zu minimieren.

- Lebensstil- und Umweltfaktoren spielen eine entscheidende Rolle bei der Entwicklung der Demenz.
- Es ist wissenschaftlich belegt, dass ein gesunder Lebensstil das Risiko für Demenz senken kann. Dazu gehören regelmäßige körperliche Aktivität und eine ausgewogene Ernährung.
- Bei der Ernährung gibt es immer wieder wechselnde Erkenntnisse und Empfehlungen.
- Man kann aber wohl sagen, dass eine Ernährung, die reich an Obst, Gemüse, Vollkornprodukten und ungesättigten Fettsäuren ist (wie die mediterrane Diät), zu empfehlen ist.

ZUSAMMENFASSUNG

Demenz vorbeugen

- Ein gesunder Lebensstil mit regelmäßiger körperlicher Aktivität und einer ausgewogenen Ernährung senkt das Risiko für Demenz.
- Und bitte vermeiden Sie das Rauchen und Alkohol.

- Wichtig ist auch, die schädigenden Angewohnheiten zu vermeiden: Verzicht auf Rauchen und der allenfalls geringe Konsum von Alkohol. Diese Faktoren erhöhen das Risiko für Kreislauferkrankungen, die wiederum zur sogenannten vaskulären Demenz führen können.
- Weiterhin beeinflussen Umweltfaktoren wie Luftverschmutzung und Schwermetallbelastung das Demenzrisiko. Langzeitexposition gegenüber Luftschadstoffen wie Feinstaubpartikeln und Stickoxiden wurde mit einem höheren Risiko für die Entwicklung von Alzheimer-Krankheit in Verbindung gebracht.
- Wir wissen auch, dass soziale Interaktion und geistige Anregung wirklich wichtig für den Schutz vor Demenz sind. Die Reduktion von Stress durch Entspannungstechniken und regelmäßige geistige Herausforderungen wie Lesen, Schachspielen oder das Erlernen neuer Fähigkeiten können ebenfalls das Risiko senken.

Insgesamt kann man also durch die beeinflussbaren Faktoren selbst viel tun, um sein individuelles Risiko für Demenz zu beeinflussen. Aber auch für bereits Erkrankte sind all die genannten Punkte wichtig, um zu versuchen, den Verlauf positiv zu beeinflussen und bestehende sogenannte kognitive Reserven zu erhalten.

GENDERMEDIZIN

Das Geschlecht als Risikofaktor

Es gibt einige Unterschiede bei den Demenzsymptomen zwischen Männern und Frauen, die auf biologische, soziale und kulturelle Faktoren zurückzuführen sein können. Obwohl Demenz bei Männern und Frauen viele ähnliche Symptome aufweist, können Unterschiede in der Präsentation und im Verlauf der Krankheit auftreten.

Untersuchungen deuten darauf hin, dass Frauen tendenziell häufiger von einer Alzheimer-Krankheit betroffen sind und dass sie ein höheres Risiko haben, die Krankheit zu entwickeln. Männer haben jedoch möglicherweise ein höheres Risiko für vaskuläre Demenz. Der Beginn der Demenz kann bei Frauen häufiger im höheren Lebensalter auftreten, während Männer eher in jüngeren Jahren betroffen sind. Diese Unterschiede im Diagnosezeitpunkt können darauf zurückzuführen sein, dass Frauen potenziell bessere kognitive Reserven haben, was bedeutet, dass ihr Gehirn besser in der Lage ist, den kognitiven Rückgang zu kompensieren, bis die Symptome offensichtlich werden.

Studien legen nahe, dass Frauen Gedächtnisprobleme als erste Symptome der Demenz erleben, während Männer Verhaltensänderungen wie Aggression oder sozialen Rückzug zeigen. Dies ist jedoch keine feste Regel, und beide Geschlechter können eine Vielzahl von Symptomen erleben. Die verschiedenen Krankheitsstadien und deren Symptome werden im nächsten Kapitel (S. 33) erklärt.

Des Weiteren beeinflusst natürlich der Lebensstil das Fortschreiten einer Demenz. Zum Beispiel haben Männer möglicherweise häufiger eine Geschichte von Tabak- oder Alkoholkonsum, während Frauen eher anfällig für Osteoporose und Mangelernährung sein können, die beide mit einem erhöhten Demenzrisiko verbunden sind.

Die Forschung konzentriert sich immer mehr auf biologische Unterschiede zwischen den Geschlechtern. So wurde z. B. entdeckt, dass bei Betroffenen mit vaskulärer Demenz Frauen beispielsweise häufiger als Männer an Wahnvorstellungen, Halluzinationen und Depressionen leiden; Männer hingegen zeigen häufiger Teilnahmslosigkeit (Apathie). Weiterhin wurde herausgefunden, dass in einer Pflegeeinrichtung Frauen mit Demenz häufiger depressiv, Männer jedoch aggressiver waren und häufiger unangemessene Verhaltensweisen zeigen. Auch bei schweren Depressionen bei älteren Menschen zeigen Männer mehr Unruhe und Frauen mehr Appetitstörungen.

Anatomische Unterschiede

Anatomisch betrachtet haben Frauen in der Regel ein geringeres Gesamtgehirnvolumen als Männer, jedoch einen höheren relativen Anteil grauer Substanz, die für die Verarbeitung von Informationen entscheidend ist. Männer hingegen haben tendenziell ein größeres Gehirnvolumen und mehr weiße Substanz, die für die Kommunikation zwischen verschiedenen Hirnregionen verantwortlich ist. Der Hippocampus, eine zentrale Struktur für das Gedächtnis, zeigt bei Frauen oft eine stärkere Schrumpfung bei Alzheimer-Demenz, was zu Gedächtnisverlust und räumlichen Orientierungsproblemen führen kann. Bei Männern ist die Schrumpfung des Hippocampus oft weniger ausgeprägt, aber sie zeigen möglicherweise stärkere Beeinträchtigungen in der räumlichen Wahrnehmung und der Orientierung.

Einfluss der Hormone

Neurobiologisch spielen hormonelle Einflüsse eine bedeutende Rolle: Östrogen hat neuroprotektive Eigenschaften und kann Frauen bis zur Menopause vor neurodegenerativen Erkrankungen schützen. Nach der Menopause und dem Rückgang der Östrogenproduktion können Frauen anfälliger für die Entwicklung von Demenz sein. Testosteron kann ebenfalls neuroprotektive Effekte haben, aber die Beziehung zwischen Testosteron und Demenz ist weniger klar und komplexer.

Geschlechtsspezifische Unterschiede bei Biomarkern (Blut, Liquor und Bildgebung) können helfen, die diesen Unterschieden zugrunde liegenden biologischen Mechanismen zu identifizieren, jedoch ist hier weitere Forschung notwendig. Bis heute gibt es keine Empfehlung für einen geschlechtsspezifischen Behandlungsplan oder eine unterschiedliche Diagnostik für Männer und Frauen.

Allerdings wird dies heute kontrovers diskutiert. Während der Bericht der Lancet-Kommission aus dem Jahr 2020 keine spezifischen Themen wie die Menopause und die Hormontherapie in den Wechseljahren berücksichtigte, korrigiert der Bericht von 2024 dies. Allerdings gibt es Bedenken einiger Expert*innen hinsichtlich der klinisch relevanten wissenschaftlichen Aussagen im Bericht der Lancet-Kommission von 2024. Obwohl er sich auf viele Quellen stützt, benennt er nicht sehr eindeutig Geschlechtsunterschiede bei der Alzheimer-Krankheit und den potenziellen Einfluss der Hormontherapie in den Wechseljahren auf die Reduktion des Alzheimer-Risikos bei Frauen, vor allem wenn eine Östrogentherapie während des Übergangs zu den Wechseljahren begonnen wird, nicht aber Jahre oder Jahrzehnte später. Östrogenmangel nach der Menopause wird auch als ein geschlechtsspezifischer Risikofaktor für Alzheimer diskutiert. Besonders auffällig ist, dass die Entfernung der Eierstöcke vor der Menopause das Demenzrisiko erhöht – vor allem dann, wenn die Menopause frühzeitig, also vor dem 45. Lebensjahr, eintritt. Dieses Risiko kann wahrscheinlich durch eine rechtzeitig begonnene Östrogentherapie verringert werden. Demenz bleibt eine der häufigsten Todesursachen bei Frauen in Ländern mit hohem Einkommen und zeigt bei Frauen im Vergleich zu Männern einen schnelleren Verlauf und schwerere Ausprägungen der Alzheimer-Erkrankung.

Jeder Demenzfall ist einzigartig

Es ist wichtig zu betonen, dass diese Unterschiede eher allgemeiner Natur sind und es viele individuelle Variationen gibt. Insgesamt betrachtet, spiegeln sich die Geschlechterunterschiede bei Demenz in anatomischen, neurobiologischen und psychologischen Dimensionen wider. Frauen und Männer zeigen unterschiedliche Muster des Hirnabbaus, hormonelle Einflüsse und genetische Risiken, die zu unterschiedlichen Krankheitsverläufen und Symptomen führen können. Jedoch ist jeder Fall von Demenz einzigartig und sollte individuell bewertet und behandelt werden. Eine frühe Diagnose und angemessene Unterstützung sind entscheidend, unabhängig vom Geschlecht, um die Lebensqualität zu verbessern und die Progression der Erkrankung zu verlangsamen.

Zusammenfassung

- Demenz zeigt geschlechtsspezifische Unterschiede in Symptomen, Verlauf und Krankheitsrisiken: Frauen sind häufiger von Alzheimer betroffen, Männer häufiger von vaskulärer Demenz.
- Frauen erleben tendenziell Gedächtnisprobleme als erste Symptome, während Männer eher Verhaltensänderungen zeigen; hormonelle und anatomische Unterschiede beeinflussen den Krankheitsverlauf.
- Lebensstilfaktoren und biologische Unterschiede spielen eine Rolle, aber die individuellen Variationen sind erheblich; es gibt keine geschlechtsspezifischen Behandlungsempfehlungen.

SYMPTOME UND DIAGNOSE

Die Symptome einer Demenz können vielfältig und vor allem individuell sein. In vielen Fällen bleiben diese über Jahre unbemerkt. Häufig wird berichtet, dass erst nach der Demenzdiagnose die Symptome richtig zugeordnet werden können und sie vorher mit einer normalen altersbedingten Vergesslichkeit verwechselt wurden. Darüber hinaus können manche Menschen mit Demenz ihre Symptome kaschieren oder leugnen, was es schwieriger macht, die Krankheit zu erkennen. Natürlich ist es eine vollkommen verständliche Reaktion, wenn Betroffene erste Anzeichen einer nachlassenden Gehirnleistungsfähigkeit überspielen, denn die Demenzdiagnose ist häufig angst- und schambesetzt (S. 139).

Symptome: Wie sich eine Demenz zeigen kann

Typische Symptome sind jedoch zusätzlich zu Gedächtnisverlust auch Verwirrtheit, Probleme mit dem Denken und der Sprache sowie Schwierigkeiten bei alltäglichen Aufgaben. Zu anderen Symptomen, die man typischerweise nicht direkt einer Demenz zuordnet, gehören jedoch auch Verhaltensveränderungen wie aggressives oder hemmungsloses Verhalten, Halluzinationen, Stimmungsveränderungen wie Niedergeschlagenheit und Gereiztheit, gestörter Schlaf-wach-Rhythmus und schlechtes oder gemindertes Urteilsvermögen. Im Folgenden werden die einzelnen Symptome genauer erklärt.

Im höheren Lebensalter sind Veränderungen der geistigen Leistungsfähigkeit keine Seltenheit – doch nicht jede Vergesslichkeit bedeutet gleich eine Demenz. Zwischen altersgerechtem Nachlassen der Merkfähigkeit, einer beginnenden leichten kognitiven Störung (MCI), einer echten Demenzerkrankung oder auch einer sogenannten Pseudodemenz bei Depression bestehen wichtige Unterschiede. Während die Demenz meist fortschreitet und mehrere Hirnfunktionen dauerhaft beeinträchtigt, bleibt die MCI oft über längere Zeit stabil oder schrei-

Wie sich Altersvergesslichkeit, MCI, Demenz und Pseudodemenz bei einer Depression unterscheiden

Merkmale	Alters-vergesslichkeit	MCI	Demenz	Pseudodemenz bei Depression
Gedächtnis	gelegentlich	leicht beeinträchtigt	deutlich gestört, fortschreitend	betont schlecht, oft inkonsistent
Alltag	unbeeinträchtigt	weitgehend selbstständig	zunehmend hilfsbedürftig	wirkt eingeschränkt, vor allem durch Antriebsmangel
kognitive Domänen	unauffällig	einzelne-Bereiche	mehrere klar betroffen	diffus, unscharf abgegrenzt
Selbsteinschätzung	realistisch	meist erhalten	oft wenig Krankheitseinsicht	übertrieben negativ, selbstkritisch
Verlauf	stabil	stabil oder langsam fortschreitend	fortschreitend	reversibel mit Therapie
Begleitsymptome	keine	möglich, mild	Orientierung, Sprache, Verhalten	Depression, Antriebslosigkeit
Tests	normal	leicht auffällig	deutlich auffällig	auffällig, aber motivationsabhängig

tet nur langsam voran. Eine depressive Verstimmung kann dagegen auch kognitive Symptome vortäuschen.

Kognitive Symptome

Häufig fängt eine Demenz mit Kommunikationsproblemen an, die erst unentdeckt bleiben. Das passende Wort fällt in Gesprächen nicht mehr ein und wird durch »Dings« oder »Du weißt schon« ersetzt, sodass ein normaler Gesprächsfluss trotzdem möglich ist. Ein weiteres Symptom sind Orientierungsprobleme, zeitlich sowie räumlich. Zeitliche Orientierungsschwierigkeiten zeigen sich darin, dass die Person vergisst, welcher Tag oder Monat ist. So können Geburtstage oder Termine vergessen werden, da die Orientierung fehlt. Oft können Betroffene auch die Jahreszeit nicht einschätzen, was normalerweise eine große Hilfe ist, den Monat und somit Ereignisse im Jahr zuordnen zu können (Beispiel: Im Winter liegt Weihnachten, im Frühjahr ist Ostern). Auch die räumliche Orientierung kann beeinträchtigt sein. So kann ein bekannter Weg nach Hause plötzlich nicht mehr gefunden werden oder sogar der Weg im eigenen zu Hause zum Badezimmer schwerfallen.

MEHR ALS NUR GEDÄCHTNISVERLUST: Eine Ehefrau berichtet, dass ihr Mann, der an Demenz erkrankt ist, sich keine Erinnerungen auf seinem Handy einstellt – obwohl das doch eine einfache Lösung wäre. Dabei wird oft übersehen, dass Demenz weit mehr ist als nur Vergesslichkeit. Die Krankheit beeinträchtigt nicht nur das Gedächtnis, sondern auch komplexe Hand-

▶ Die Symptome einer Demenz können vielfältig sein und lassen sich grob in vier Bereiche unterteilen: kognitive Beeinträchtigungen (z. B. Gedächtnisverlust, Orientierungsprobleme), alltägliche Einschränkungen (z. B. Schwierigkeiten bei Haushalt oder Körperpflege), stimmungsbezogene Veränderungen (z. B. Depression, Angst) und Verhaltensauffälligkeiten (z. B. Unruhe, Aggressivität). Die Ausprägung kann je nach Demenzform und Krankheitsstadium variieren.

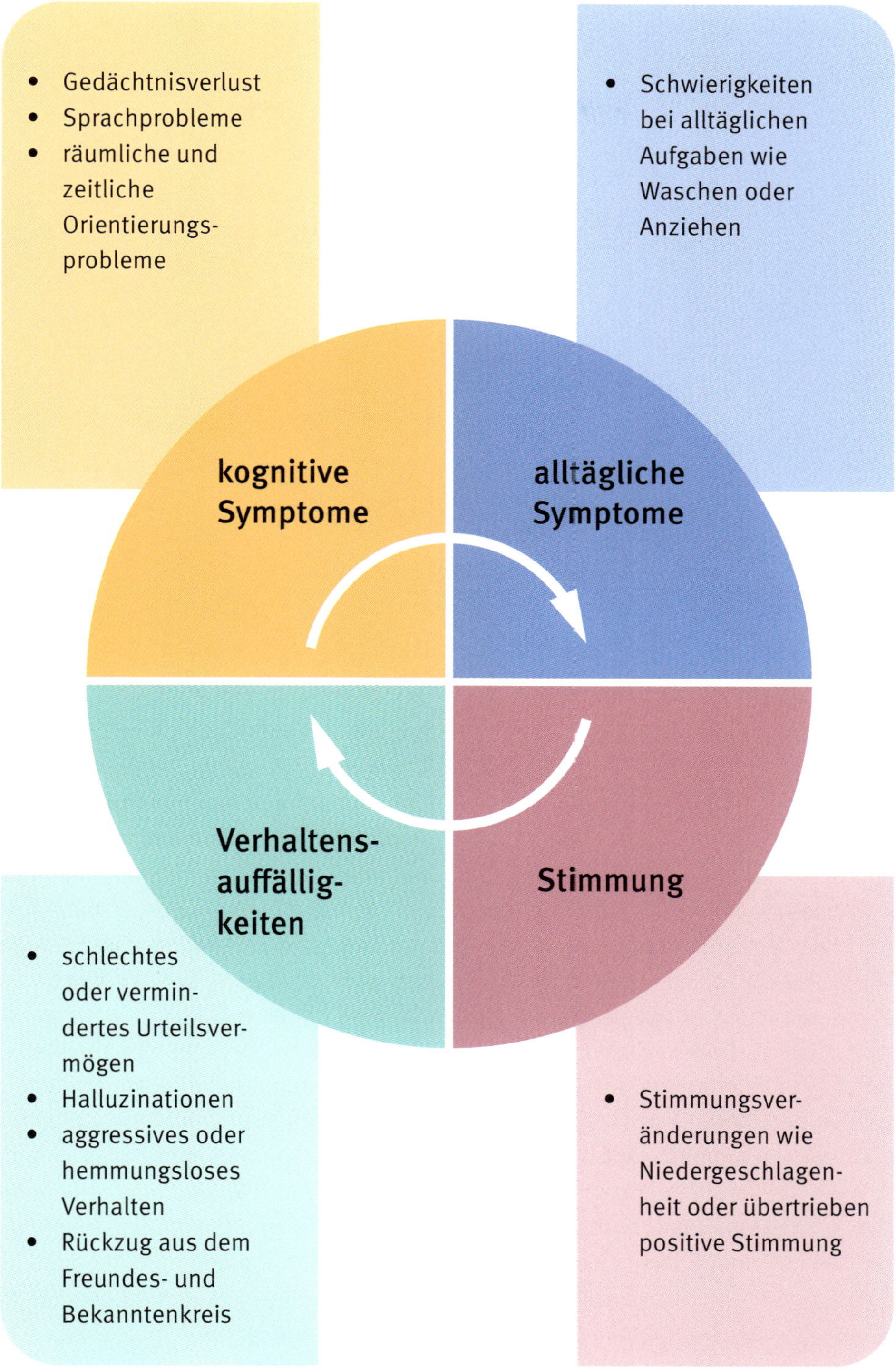
• Gedächtnisverlust
• Sprachprobleme
• räumliche und zeitliche Orientierungsprobleme
• Schwierigkeiten bei alltäglichen Aufgaben wie Waschen oder Anziehen
kognitive Symptome
alltägliche Symptome
Verhaltensauffälligkeiten
Stimmung
• schlechtes oder vermindertes Urteilsvermögen
• Halluzinationen
• aggressives oder hemmungsloses Verhalten
• Rückzug aus dem Freundes- und Bekanntenkreis
• Stimmungsveränderungen wie Niedergeschlagenheit oder übertrieben positive Stimmung

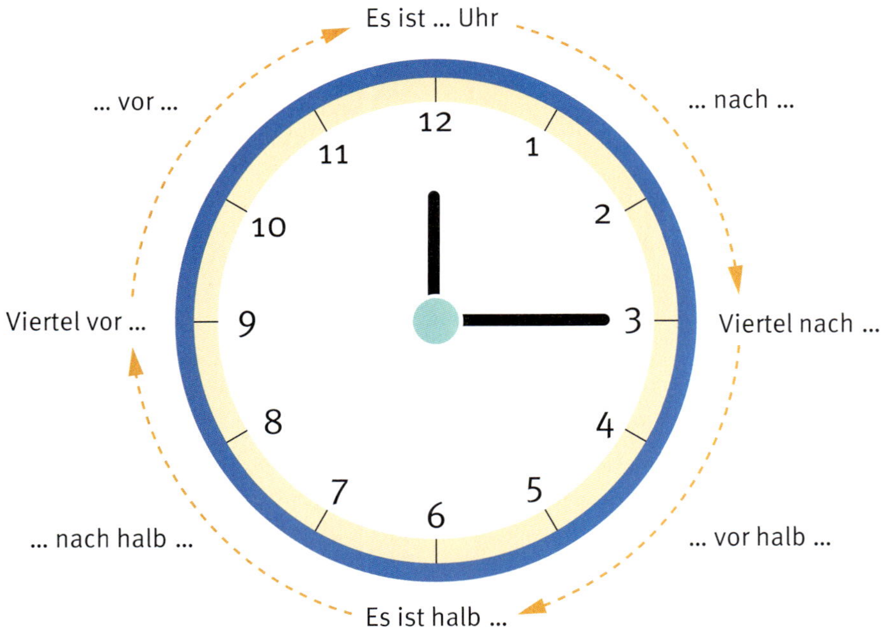

Viele Personen mit Demenz haben Schwierigkeiten, die normale analoge Uhr zu lesen, und können den Minutenzeiger auf der 3 nicht mehr mit »Viertel nach« verknüpfen.

lungsabläufe. Eine Erinnerung einzustellen, erfordert mehrere Schritte: Das Handy nehmen, die entsprechende App öffnen, eine neue Erinnerung eingeben und sie schließlich speichern. Für Menschen mit Demenz kann diese Abfolge schnell überfordernd sein. Schwierigkeiten bei alltäglichen Abläufen und dem selbstständigen Organisieren von Aufgaben können frühe Anzeichen einer Demenz sein, die oft unbemerkt bleiben. Es ist daher wichtig, nicht nur auf Vergesslichkeit zu achten, sondern auch auf Probleme bei der Handlungsplanung und der Alltagsbewältigung.

Gerade alltägliche Symptome gehen in der Regel erstmal unter. Jeder kennt es, wenn man mal etwas vergisst oder einen Gegenstand verlegt hat. Besonders im Alter spricht dies nicht zwangsläufig für eine Demenz, sondern ist etwas Menschliches, was uns allen passiert. Wenn jedoch die Vergesslichkeit zusätzlich mit anderen Symptomen, die in diesem Kapitel genannt werden, auftauchen, dann kann dies für eine Demenz sprechen. Ein weiteres alltägliches Symptom ist die Unfähigkeit, die Uhr zu lesen.

Alltagssymptome stehen im Mittelpunkt der **Demenzdiagnostik**, da sie maßgeblich definieren, wie sich diese Erkrankung im täglichen Leben manifestiert. Menschen mit Demenz haben zunehmend Schwierigkeiten, alltägliche Aufgaben eigenständig zu bewältigen – sei es bei der Körperpflege, beim Kochen, beim Einkaufen oder beim Verwalten von Finanzen. Diese Beeinträchtigungen gehen weit über normales Altersvergessen hinaus und betreffen wichtige kognitive Funktionen wie Gedächtnis, Sprache, räumliches Vorstellungsvermögen und die

Fähigkeit zu planen und zu organisieren. Die fortschreitende Verschlechterung dieser Funktionen führt dazu, dass vertraute Routinen immer schwieriger werden und die Betroffenen zunehmend auf Unterstützung angewiesen sind. Zudem können neuropsychiatrische Symptome wie Reizbarkeit, Depression oder Unruhe hinzukommen, die den Alltag zusätzlich belasten. Gerade diese Veränderungen im täglichen Leben und der zunehmende Verlust der Selbstständigkeit sind entscheidende Merkmale, anhand derer Demenz diagnostiziert wird.

Verhaltensauffälligkeiten

Oft werden kognitive Beeinträchtigungen mit Boshaftigkeit oder sich ändernden Charaktereigenschaften verwechselt. Wir schildern dazu ein typisches fiktives Beispiel: Bei einem Ehepaar zeigt der Mann schon typische Anzeichen für eine Demenz, die aber noch nicht diagnostiziert wurde. Die Frau geht nun einkaufen und sagt dem Ehemann vorher Bescheid, dass sie in den Supermarkt geht und für die nächsten Tage einkauft. Mitten beim Einkaufen ruft ihr Ehemann an und fragt sauer, wann sie denn nach Hause komme. Das führt auch bei der Frau zu Verstimmungen, denn sie versteht nicht, wieso sie die Lebensmitteleinkäufe nicht mehr in Ruhe erledigen darf. Sie fühlt sich kontrolliert, gegängelt und ungerecht behandelt. Auf die Idee, dass ihr Mann in der kurzen Zeit vergessen hat, wo sie überhaupt ist und was sie macht, kommt sie natürlich nicht. Verständlich, dass sie ihm »böse Absicht« unterstellt und er wiederum gereizt und angespannt reagiert, weil er ja tatsächlich nicht mehr wusste, wo seine Frau war.

Hemmungsloses Verhalten bei Demenz kann verschiedene Formen annehmen. Dazu gehören unangemessene Kommentare oder Handlungen in sozialen Situationen, die früher als unpassend betrachtet wurden. Auch das Fehlen von Hemmungen bezüglich persönlicher Hygiene oder Kleidung in der Öffentlichkeit ist möglich. Darüber hinaus können betroffene Personen ein impulsives Kaufverhalten zeigen, indem sie große Geldbeträge für unnötige Gegenstände ausgeben. Unkontrollierte Essgewohnheiten wie übermäßiges Essen oder das Aufbewahren von Essensresten sind ebenfalls häufig. Es kann auch zu unangemessenen sexuellen Äußerungen oder Handlungen gegenüber anderen Personen kommen, auch wenn dies für die Person unüblich ist. Aggressives Verhalten wie Schreien, Fluchen oder sogar körperliche Gewalt ohne erkennbaren Grund ist nicht ungewöhnlich. Ebenso fehlt oft die Zurückhaltung bei der Verwendung von obszöner Sprache oder Gesten. Diese Verhaltensweisen können für Familienmitglieder herausfordernd sein und erfordern oft eine einfühlsame und unterstützende Herangehensweise. Besonders fordernd ist hier, dies nicht persönlich zu nehmen, sondern als veränderten Charakter der betroffenen Person zu sehen, als Symptom der Demenz.

Halluzinationen

Ein weiteres Symptom sind Halluzinationen. Einige Betroffene sehen Personen oder Tiere, die nicht real sind, während andere Stimmen oder Geräusche hören. Musik oder Geräusche wie Klopfen, die von anderen nicht wahrgenommen werden, sind dabei typisch. Manche erleben sogar Berührungen oder Bewegungen auf der Haut, obwohl diese physisch nicht stattgefunden haben. Auch das Riechen von Düften oder Gerüchen, die nicht da sind, wie nach Rauch oder Blumen, kann auftreten. Auch hier werden oft Halluzinationen als Symptom einer möglichen Demenz nicht erkannt und werden somit – beispielsweise bei einem Arzttermin – nicht erwähnt. Daher ist es wichtig, sich als Angehöriger zu schulen und auch über untypische Anzeichen informiert zu sein.

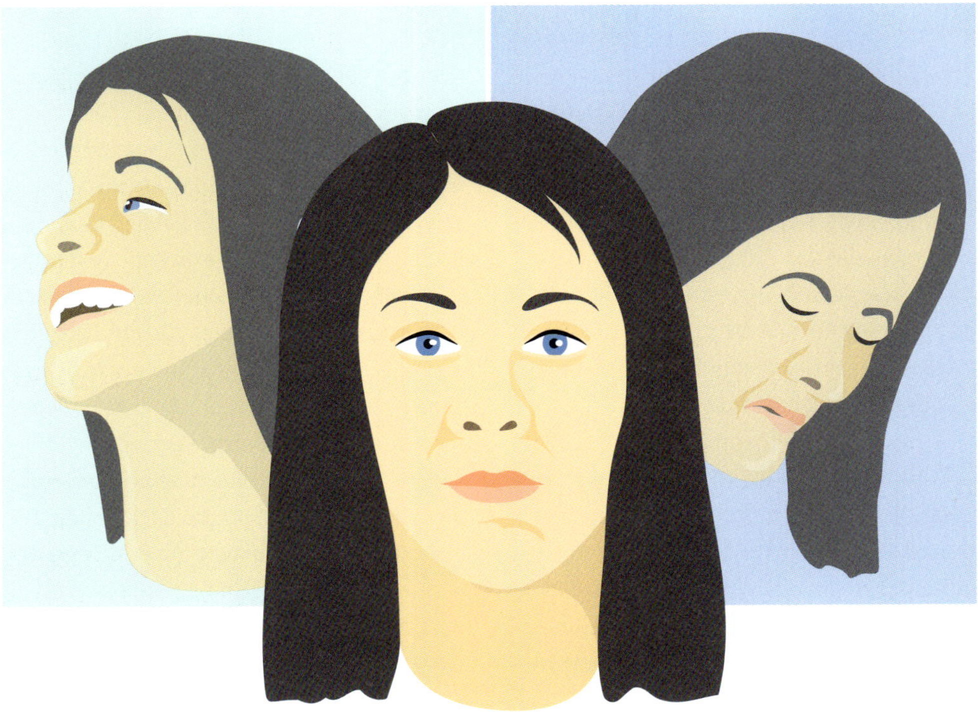

Schnelle Stimmungsschwankungen: Freude kann plötzlich in Reizbarkeit oder Traurigkeit umschlagen

WICHTIG: Verhaltensauffälligkeiten und Halluzinationen sind nicht bei jeder Demenzform gleich häufig. Typisch sind Verhaltensauffälligkeiten z.B. für die FTD sowie zusammen mit Halluzination für die LBD.

Stimmung

Einige Betroffene zeigen Stimmungsschwankungen, die sich schnell ändern können, von Freude zu Reizbarkeit oder Agression. Depressionen sind ebenfalls häufig und können sich durch anhaltende Traurigkeit, Antriebslosigkeit, vermehrtes Schlafen und sozialen Rückzug äußern. Angstzustände sind ein weiteres Symptom, das sich durch Unruhe, Nervosität oder übermäßige Besorgnis zeigen kann. In einigen Fällen können auch Apathie oder Gleichgültigkeit auftreten, bei denen die betroffenen Personen ein starkes Desinteresse an früher geliebten Aktivitäten oder Beziehungen zeigen. Dies hat oft zur Folge, dass sich Betroffene zurückziehen. Wichtig ist auch zu erwähnen, dass Depression als eigene Erkrankung eine Demenz vortäuschen kann. Dies nennen wir Pseudodemenz.

Bewegungsstörungen

Bei Demenz handelt es sich in erster Linie um eine Erkrankung, die das Denken und Erinnern beeinträchtigt. Dennoch können auch Bewegungsstörungen auftreten, die den Alltag zusätzlich erschweren. Bei der vaskulären Demenz, die durch Durchblutungsstörungen im Gehirn hervorgerufen wird, betreffen diese motorischen Probleme häufig vor allem das Gehen. Die Schädigung von Hirnregionen, die für die Bewegungssteuerung zuständig sind, führt oft zu einem unsicheren Gang, Stolpern und einem generellen Verlust der Mobilität. Auch bei der

ZUSAMMENFASSUNG

Symptome einer Demenz

- Vergesslichkeit kann altersbedingt sein und spricht allein nicht für eine Demenz.
- Eine Demenz zeigt meist mehrere Symptome.
- Symptome können auch aggressives oder ungehemmtes Verhalten sowie Stimmungsschwankungen sein.
- Auch die Beweglichkeit kann betroffen sein.

Alzheimer-Demenz können im fortgeschrittenen Stadium motorische Beeinträchtigungen wie verlangsamte Bewegungen, Steifheit und Schwierigkeiten beim Gehen auftreten, wenngleich diese in der Regel weniger ausgeprägt sind als bei der vaskulären Demenz. Besonders deutlich werden Bewegungsstörungen jedoch bei der Lewy-Körper-Demenz, wo Parkinson-artige Symptome wie Zittern, Muskelsteifheit und eine deutlich beeinträchtigte Gangart häufig zu beobachten sind.

Bei der Huntington-Demenz gehören unwillkürliche, schnelle und unregelmäßige Bewegungen – die sogenannte Chorea – zu den charakteristischen Symptomen. Diese motorischen Störungen beeinträchtigen den Alltag erheblich, da sie zu einer gestörten Koordination und Unsicherheit beim Gehen führen.

Ärztliche Diagnostik und Ursachensuche

Wenn der Verdacht auf Demenz besteht, sind Blutuntersuchungen ein wichtiger erster Schritt. Es geht darum, behandelbare Ursachen zu identifizieren und zu therapieren. Je nach individueller Konstellation und Krankheitsgeschichte können diese Untersuchungen sehr ausführlich sein.

Zum Routinelabor gehören

BLUTBILD: Im Blutbild werden Anzahl und Art der roten und weißen Blutkörperchen sowie der Blutplättchen festgestellt. Diese Laborparameter können Hinweise auf Anämie (Blutarmut) oder Infektionen geben. Blutarmut kann z. B. zu Konzentrationsprobleme führen, die alltagsrelevant sind.

ELEKTROLYTE UND GLUKOSE: Die Spiegel von Mineralstoffen wie Natrium, Kalium und Kalzium sowie der Blutzuckerspiegel (Blutglukosewert) sind wichtig, weil Ungleichgewichte bei den Elektrolyten oder ein zu hoher bzw. zu niedriger Blutzuckerspiegel zu Verwirrtheit und Gedächtnisproblemen führen können. Diese Zustände sind oft behandelbar, was die Symptome verbessern kann. Der Langzeitzucker (HbA1c) ist für die Prophylaxe und den Verlauf der Demenz besonders wichtig.

LEBER- UND NIERENFUNKTIONSWERTE: Enzyme und andere Stoffe, die anzeigen, wie gut die Leber und die Nieren arbeiten. Die Leber- und Nierenfunktionswerte sind wichtig, weil eine Leber- oder Niereninsuffizienz dazu führen kann, dass sich Giftstoffe im Körper ansammeln, die das Gehirn beeinträchtigen und Demenz-Symptome hervorrufen.

BLUTFETTE/LDL-CHOLESTERIN: Die Blutfette wie das sogenannte Low-Density-Lipoprotein-Cholesterin (LDL-Cholesterin) sind wichtig, weil das LDL-Cholesterin mit Gefäßverkalkung (Atherosklerose) in Verbindung steht. Da Durchblutungsstörungen das Gehirn schädigen können, wird ein hoher LDL-Wert mit einem erhöhten Risiko für vaskuläre Demenz

WISSEN

Normwerte für LDL-Cholesterin

Für Gesunde

- optimal ‹ 100 mg/dl
- nahezu optimal ‹ 130 mg/dl

Für Risikopatient*innen

- sehr hohes Risiko (z. B. Atherosklerose, Koronare Herzkrankheit, Schlaganfall) ‹55 mg/dl und ≥50 % Reduktion vom Ausgangswert
- hohes Risiko (z. B. nach transienter Hirndurchblutungsstörung, vaskuläre Risikofaktoren ohne manifeste Atherosklerose)

und möglicherweise auch für Alzheimer in Verbindung gebracht. Studien zeigen, dass erhöhte Blutfettwerte, insbesondere LDL-Cholesterin, zur Ablagerung von Beta-Amyloid-Plaques beitragen können – ein charakteristisches Merkmal der Alzheimer-Krankheit.

SCHILDDRÜSENWERTE: Das von der Schilddrüse produzierte Hormon Thyroxin (T4) und das von der Hirnanhangsdrüse ausgeschüttete Thyreoidea-stimulierende Hormon (TSH) sollten überprüft werden. Denn eine Unterfunktion der Schilddrüse (Hypothyreose) kann zu Gedächtnisproblemen, Depressionen und Verwirrtheit führen. Dies ist eine behandelbare Ursache, die durch Medikamente korrigiert werden kann.

Spezielle Untersuchungen

Darüber hinaus gibt es eine Reihe von Spezialuntersuchungen, die behandelbare Ursachen aufdecken können.

Vitamine B_1, B_6, B_{12}, Folsäure, Vitamin D, Vitamin E

Ein Mangel dieser Vitamine kann zu neurologischen Problemen und Gedächtnisverlust führen. Eine frühzeitige Erkennung und eine Behandlung durch Vitaminpräparate können die Symptome bessern oder vollständig beheben.

Infektionswerte (Bluttests auf Hepatitis, HIV, Syphilis)

Bestimmte Infektionen können das Gehirn schädigen und Symptome verursachen, die einer Demenz ähneln. Diese Infektionen lassen sich durch Bluttests feststellen.

HEPATITIS B UND C:

- Lebererkrankungen durch Viren können auch das Gehirn beeinträchtigen.
- Eine chronische Leberentzündung kann zu Müdigkeit, Konzentrationsstörungen und Verwirrtheit führen.
- Bluttest: HBs-Antigen, Anti-HCV (zeigt eine aktuelle oder vergangene Infektion).

HIV (HUMANES IMMUNDEFIZIENZ-VIRUS):

- Das HI-Virus kann das Nervensystem angreifen und zu kognitiven Störungen führen.
- In späteren Stadien kann es eine spezielle Form der Demenz (HIV-assoziierte Demenz) verursachen.
- Bluttest: HIV-Antikörper-Test.

SYPHILIS (NEUROSYPHILIS):

- Eine unbehandelte Infektion kann das Gehirn schädigen und zu Demenz mit Verhaltensänderungen führen.
- Besonders wichtig bei unklaren Demenz-Symptomen.

- Bluttest: TPHA/FTA-ABS-Test (weist Syphilis-Erreger nach).

Autoimmunerkrankungen und rheumatische Erkrankungen

Manche Erkrankungen greifen das eigene Immunsystem an und können das Gehirn beeinträchtigen. Diese lassen sich durch spezielle Bluttests erkennen:

SYSTEMISCHER LUPUS ERYTHEMATODES (SLE):

- SLE kann Entzündungen im Gehirn verursachen, was zu Konzentrationsproblemen und Gedächtnisstörungen führen kann.
- Bluttests: ANA (antinukleäre Antikörper), dsDNA-Antikörper.

VASKULITIDEN (ENTZÜNDUNGEN DER BLUTGEFÄSSE):

- Vaskulitiden beeinträchtigen die Durchblutung des Gehirns, was zu Demenz-Symptomen führen kann.
- Bluttests: ANCA (antineutrophile zytoplasmatische Antikörper), CRP (Entzündungswert), BSG (Blutsenkungsgeschwindigkeit).

HASHIMOTO-ENZEPHALOPATHIE (SCHILDDRÜSEN-AUTOIMMUNERKRANKUNG):

- Seltene, aber behandelbare Demenz-Ursache.
- Bluttest: TPO-Antikörper, TSH-Wert (für die Schilddrüsenfunktion).

Untersuchung auf übermäßigen Alkoholgenuss

KOHLENHYDRATDEFIZIENTES TRANSFERRIN (CDT): Ein erhöhter CDT-Wert ist ein Marker für Langzeit-Alkohol-Konsum. Chronischer Alkoholmissbrauch kann (auch in Verbindung mit einem Vitamin-B_1-Mangel) zu Demenz führen (Wernicke-Enzephalopathie und Korsakow-Syndrom).

Neuropsychologische Tests

Neben der ärztlichen Untersuchung ist auch eine neuropsychologische Untersuchung erforderlich. Im Allgemeinen ist die Neuropsychologie ein multidisziplinäres Feld, das sich mit der Beziehung zwischen Gehirn und Verhalten, Kognition und Emotionen befasst. Sie kombiniert Erkenntnisse aus Psychologie, Neurologie und anderen verwandten Bereichen, um zu verstehen, wie sich Verletzungen, Krankheiten oder Entwicklungsstörungen des Gehirns auf das Verhalten und die geistige Funktionsweise auswirken. Die Neuropsychologie ist somit diagnostisch, also zur Erfassung der kognitiven Beeinträchtigungen, wie auch therapeutisch, das

ZUSAMMENFASSUNG

Ärztliche Diagnostik und Ursachensuche

- Blutuntersuchungen sind ein grundlegender Bestandteil der Diagnostik bei Demenzverdacht.
- Es geht dabei vor allem darum, behandelbare Ursachen zu finden und zu therapieren.
- Für die Prophylaxe und Prognose einer Demenz sind LDL-Cholesterin und Langzeitblutzucker besonders wichtig.
- Vitaminmangel kann zu Demenz führen.

heißt zur Behandlung und zum Training kognitiver Einschränkungen, tätig.

Bei der Diagnostik von Demenz spielt die Neuropsychologie eine entscheidende Rolle. Neuropsychologische Tests werden verwendet, um das Ausmaß und die Art der kognitiven Beeinträchtigungen zu bewerten, die mit der Demenz verbunden sind. Diese Tests umfassen eine breite Palette von Aufgaben, die verschiedene kognitive Funktionen wie Gedächtnis, Aufmerksamkeit, Sprache, Exekutivfunktionen und räumliche Fähigkeiten messen.

Dabei werden normalerweise umfassende neuropsychologische Untersuchung wie Interviews, standardisierte Tests und Verhaltensbeobachtungen durchgeführt. Anhand dieser Untersuchungen können die Art und die Schwere der kognitiven Beeinträchtigungen beurteilt und feststellt werden, ob sie mit einer Demenz oder mit anderen Erkrankungen des Gehirns in Verbindung stehen.

KOGNITIVE BEEINTRÄCHTIGUNGEN werden in der Neuropsychologie in verschiedene Schweregrade unterteilt. Eine häufig verwendete Klassifikation unterscheidet zwischen:

- leichten kognitiven Beeinträchtigungen (MCI – Mild Cognitive Impairment): Hierbei sind kognitive Funktionen messbar eingeschränkt, Betroffene können ihren Alltag weitgehend bewältigen.
- Mittelschwere kognitive Beeinträchtigung: Es treten deutliche Einschränkungen im Gedächtnis, in der Aufmerksamkeit und im Problemlösen auf. Die Selbstständigkeit ist oft eingeschränkt, und die Betroffenen benötigen Unterstützung.
- Schwere kognitive Beeinträchtigung: In diesem fortgeschrittenen Stadium sind grundlegende Alltagsfähigkeiten stark beeinträchtigt, und es besteht eine hohe Pflegebedürftigkeit.

Die Einteilung erfolgt anhand sogenannter Cut-off-Werte in neuropsychologischen Tests. Einer der am häufigsten verwendeten Tests ist der Mini-Mental-Status-Test (MMST), der maximal 30 Punkte umfasst. Die Cut-off-Werte für die Stadieneinteilung sind:

- leichte Demenz: 20–26 Punkte
- mittelschwere Demenz: 10–19 Punkte
- schwere Demenz: 0–9 Punkte

Diese Werte dienen als grobe Orientierung des Schweregrads und sollten immer durch weiterführende diagnostische Untersuchungen ergänzt werden.

Die Ergebnisse dieser neuropsychologischen Bewertungen helfen dabei, die Demenzdiagnose zu stellen und andere Ursachen für die kognitiven Beeinträchtigungen auszuschließen. Darüber hinaus können sie auch bei der Differenzialdiagnose der Demenzform unterstützen, ob es sich also um eine Alzheimer-Krankheit, eine vaskuläre Demenz, eine frontotemporale Demenz usw. handelt.

Viele neuropsychologische Testverfahren sind alters-, geschlechts- oder bildungsnormiert, um eine faire und aussagekräftige Bewertung der individuellen Leistungen zu ermöglichen. Eine Normierung bedeutet, dass die Testergebnisse einer Person mit den Ergebnissen einer größeren Vergleichsgruppe (der sogenannten Normstichprobe) verglichen werden, die ähnliche Merkmale wie Alter, Geschlecht oder Bildungsstand aufweist. Das ist wichtig, weil z. B. ältere Personen im Durchschnitt langsamer reagieren oder sich weniger Details merken als jüngere – was aber nicht automatisch krankhaft ist. Durch die Normierung kann also besser beurteilt werden, ob eine Leistung altersgerecht oder tatsächlich auffällig ist. Auch der Bildungsstand beeinflusst oft das Testergebnis, weshalb viele Tests unterschiedliche Vergleichswerte, z.B. für Personen mit Schulabschluss oder akademischem Hintergrund, enthalten. Ziel der Normierung ist es, individuelle Testergebnisse in einen sinnvollen Kontext zu setzen und Fehlinterpretationen zu vermeiden.

Es gibt eine Vielzahl an Tests, die bei der Diagnostik von einer Demenz genutzt werden können. Die häufigsten Tests beschreiben wir im Folgenden.

Mini-Mental-Status-Test (MMST)

Der MMST ist einer der am häufigsten verwendeten Tests zur Bewertung der kognitiven Funktion. Er beinhaltet Fragen und Aufgaben, die Gedächtnis, Aufmerksamkeit, Sprache und räumliche Orientierung bewerten. Der Test umfasst Aufgaben wie das Wiederholen von Wörtern, das Zeichnen einer Uhr und das Nachsprechen von Sätzen.

Montreal Cognitive Assessment (MoCA)

Die MoCA ist ein weiterer weit verbreiteter Test zur Beurteilung der kognitiven Funktion. Er umfasst Aufgaben zu Gedächtnisleistung, Aufmerksamkeit, Sprache, Abstraktionsvermögen, Exekutivfunktionen und visuell-räumlichen Fähigkeiten. Der Test beinhaltet beispielsweise das Wiederholen von Wörtern, das Zeichnen einer Uhr, das Benennen von Bildern und das Durchführen von Aufgaben zur Abstraktion.

Clock-Drawing-Test

Beim Clock-Drawing-Test wird die Fähigkeit eines Menschen bewertet, eine Uhr zu zeichnen und die Uhrzeit auf einer vorgegebenen Uhr einzustellen. Dieser Test wird verwendet, um das visuell-räumliche Denken und die Exekutivfunktionen zu bewerten. Abweichungen in der Zeichnung oder Fehler beim Einstellen der Uhrzeit können auf kognitive Beeinträchtigungen hinweisen.

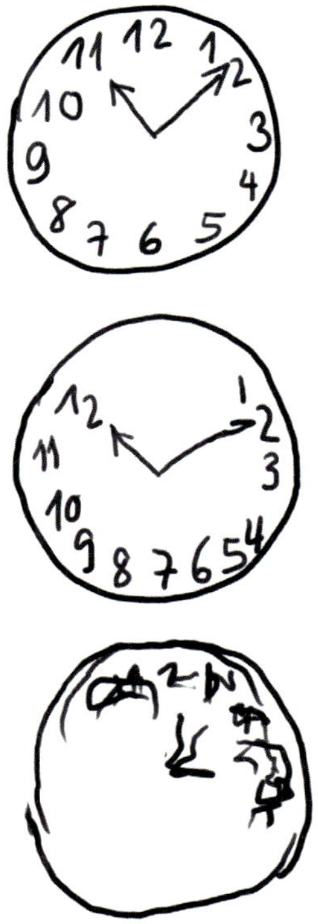

Andreae S, Anton W, Schön J, von Hayek D, Hrsg. I care – Altenpflege Langzeitpflege. 1. Aufl. Stuttgart: Thieme; 2023

▲ Die Fähigkeit, eine Uhr mit Uhrzeit korrekt zu zeichnen, kann infolge der Demenz beeinträchtigt sein, was mit dem Clock-Drawing-Test überprüft wird.

CERAD-Testbatterie

Die Abkürzung CERAD steht für »Consortium to Establish a Registry for Alzheimer's Disease«. Die CERAD-Testbatterie ist eine umfassende neuropsychologische Testung, die speziell für die Erfassung und Beurteilung kognitiver Defizite im Zusammenhang mit der Alzheimer-Krankheit und anderen Demenzformen entwickelt wurde. Sie fragt Alter, Geschlecht und Schulbildung der untersuchten Person ab und normiert die Werte. Das bedeutet, dass die Testbatterie die Punktzahl mit den Werten von Menschen gleichen Alters, Geschlechts und gleicher Schulbildung vergleicht. Die Testbatterie umfasst mehrere Einzeltests, die verschiedene kognitive Bereiche abdecken, unter anderem:

- **Verbalfluency-Test:** Bei diesem Test wird die verbale Flüssigkeit gemessen, indem die Person innerhalb einer begrenzten Zeit so viele Wörter wie möglich nennt, die einem bestimmten Kriterium entsprechen, z.B. Tiernamen oder Städtenamen.
- **Boston Naming Test:** Dieser Test bewertet die Fähigkeit, Bilder von Objekten zu benennen, was Einblicke in die Sprachfunktion und das Wortfindungsvermögen gibt.
- **Word List Learning:** Hierbei wird die Fähigkeit der Person, eine Liste von Wörtern zu lernen und zu erinnern, über mehrere Durchgänge hinweg bewertet, was das episodische Gedächtnis testet.
- **Constructional Praxis:** Dieser Test bewertet die visuell-räumlichen Fähigkeiten und die Fähigkeit der Person, eine einfache Figur durch Nachzeichnen zu reproduzieren.

Alzheimer's Disease Assessment Scale (ADAS)

Die ADAS ist eine umfassende Testbatterie zur Beurteilung kognitiver und nicht-kognitiver Symptome der Alzheimer-Krankheit. Sie besteht aus zwei Hauptbereichen zur Erfassung der kognitiven Symptome (ADAS-Cog) und der nicht-kognitiven Symptome (ADAS-Non-Cog)

Der **ADAS-Cog** ist die am häufigsten verwendete Teilskala und erfasst kognitive Beeinträchtigungen in verschiedenen Bereichen. Die Punktzahl reicht von 0 bis 70, wobei höhere Werte auf stärkere kognitive Defizite hinweisen. Die getesteten Funktionen umfassen:

- Wortgedächtnis (Word Recall & Word Recognition): Prüfung der Fähigkeit, sich an eine Wörterliste zu erinnern.
- Sprachverständnis & Wortfindung: Beurteilung von Wortfindungsstörungen und Sprachverarbeitung.
- Orientierung: Bewertung des räumlichen und zeitlichen Orientierungsvermögens.
- Sprachproduktion & Benennung: Messung der Fähigkeit, Gegenstände korrekt zu benennen.
- Anweisungsverständnis: Test der Fähigkeit, einfache Anweisungen zu befolgen.
- Spontane Sprachproduktion & Nachsprechen: Prüfung der Sprachflüssigkeit und der Fähigkeit, vorgegebene Sätze korrekt zu wiederholen.
- Konstruktive Praxis: Beurteilung der Fähigkeit, geometrische Figuren zu kopieren.

Die **ADAS-Non-Cog** bewertet Verhaltenssymptome, die häufig mit der Alzheimer-Krankheit einhergehen. Dazu gehören:

- Stimmung und Verhalten: Einschätzung von Reizbarkeit, Angst oder Apathie.
- Aktivitäten des täglichen Lebens: Beurteilung der Fähigkeit zur Selbstversorgung.
- Motorische Symptome: Beobachtung feinmotorischer Defizite oder unruhiger Bewegungen.

Die Gesamtpunktzahl der ADAS hilft, den Schweregrad der Erkrankung einzustufen und Veränderungen über die Zeit zu dokumentieren. Während die ADAS-Cog häufig für die Diagnose und Verlaufsbeobachtung von Alzheimer eingesetzt wird, bietet die gesamte ADAS-Testbatterie eine ganzheitlichere Einschätzung der kognitiven und funktionellen Fähigkeiten der Betroffenen. Hier ist zu betonen, dass eine erhöhte Punktzahl auf eine größere Beeinträchtigung hinweist, da die Fehler gemessen werden.

Clinical Dementia Rating Scale (CDR-Skala)

Die CDR-Skala ist ein standardisiertes Instrument zur Einschätzung des Demenzschweregrads. Im Gegensatz zu vielen anderen kognitiven Tests basiert die CDR-Skala nicht auf spezifischen Aufgaben oder Aufgabenstellungen, sondern auf einer beobachtungsbasierten Einschätzung des Verhaltens. Dabei werden Angehörige oder andere enge Bezugspersonen der betroffenen Person in die Beurteilung mit einbezogen.

Die Bewertung erfolgt durch ein halbstrukturiertes Interview mit der betroffenen Person und einem verlässlichen Informanten (z. B. ein Angehöriger oder eine Pflegekraft). Ziel ist es, das tatsächliche Alltagsverhalten zu erfassen und zu beurteilen, wie stark die kognitiven Einschränkungen das tägliche Leben beeinflussen.

DIE CDR-SKALA BEWERTET 6 ZENTRALE BEREICHE:

1. Gedächtnis: Wie stark sind Einschränkungen im Kurz- und Langzeitgedächtnis bemerkbar?
2. Orientierung: Wie gut kann sich die Person zeitlich, räumlich und situativ orientieren?
3. Urteilsvermögen und Problemlösung: Kann die Person komplexe Entscheidungen treffen oder alltägliche Probleme lösen?
4. Soziales Verhalten: Gibt es Veränderungen in der Persönlichkeit, im sozialen Umgang oder unangemessenes Verhalten?
5. Alltagsfähigkeiten (zuhause und Hobbys): Kann die Person ihren Haushalt führen oder ihren Hobbys nachgehen?
6. Selbstversorgung: Benötigt die Person Unterstützung bei der Körperpflege, beim Anziehen oder Essen?

CDR-STUFEN UND SCHWEREGRADE: Die Skala reicht von 0 bis 3, wobei höhere Werte eine stärkere Beeinträchtigung anzeigen:

- CDR 0 – keine Demenz (keine Einschränkungen)
- CDR 0,5 – fragliche Demenz (leichte Auffälligkeiten, aber nicht eindeutig pathologisch)
- CDR 1 – leichte Demenz (erste deutliche Einschränkungen im Alltag, aber noch weitgehend selbstständig)
- CDR 2 – mittelschwere Demenz (deutliche Einschränkungen, regelmäßige Betreuung nötig)
- CDR 3 – schwere Demenz (vollständige Pflegebedürftigkeit)

Der CDR ist besonders praxisnah, da er die tatsächlichen Einschränkungen im Alltag erfasst und nicht nur kognitive Fähigkeiten in einem künstlichen Testszenario misst. Die Einbeziehung von Angehörigen oder Pflegekräften ermöglicht eine realistische Einschätzung des Krankheitsverlaufs und hilft dabei, den Unterstützungsbedarf der betroffenen Person besser zu verstehen. Der Test beruht allerdings auf subjektiven Aussagen.

Alzheimer's Disease Composite Score (ADCOMS)

Der ADCOMS ist ein zusammengesetzter Skalenwert, der entwickelt wurde, um frühzeitige kognitive Veränderungen bei Personen mit milder kognitiver Beeinträchtigung (MCI) und früher Alzheimer-Demenz sensitiver abzubilden als herkömmliche Einzeltests. Er kombiniert ausgewählte Items aus 3 etablierten Skalen:

- ADAS-Cog
- Mini-Mental-State-Examination (MMSE)
- Clinical Dementia Rating-Sum of Boxes (CDR-SB).

Dadurch entsteht ein zusammengesetzter Score mit hoher Sensitivität für subtile Veränderungen im Krankheitsverlauf, insbesondere im Frühstadium. Der ADCOMS-Wert liegt typischerweise zwischen 0 und 1,97, wobei höhere Werte auf stärkere kognitive Defizite hinweisen. Cut-off-Werte zur Abgrenzung klinischer Subgruppen variieren leicht je nach Studie und Population, aber Werte ab etwa 0,4 werden häufig mit früher Alzheimer-Demenz assoziiert. ADCOMS wird vor allem in klinischen Studien eingesetzt, u. a. zur Bewertung von Krankheitsprogression und Therapieeffekten.

»Activities of Daily Living Scale« der »Alzheimer's Disease Cooperative Study« (ADCS-ADL)

Die ADCS-ADL ist ein validiertes Instrument zur Erfassung alltagspraktischer Fähigkeiten (= activities of daily living) bei Menschen mit kognitiven Einschränkungen, insbesondere bei Alzheimer-Erkrankung. Sie erfasst den Grad der Selbstständigkeit in verschiedenen Bereichen des täglichen Lebens und wird in der Regel als Fremdbeurteilung durch Angehörige oder Pflegepersonal durchgeführt. Die klassische Version für Menschen mit milder bis moderater Alzheimer-Demenz umfasst 23 Items mit einer maximalen Gesamtpunktzahl von 78 Punkten – höhere Werte bedeuten dabei eine höhere Alltagskompetenz. Zur genaueren Differenzierung existieren spezialisierte Versionen:

- Die **ADCS-iADL** fokussiert auf die instrumentellen und komplexeren Aktivitäten des täglichen Lebens (z. B. Finanzen, Telefonieren, Einkaufen) und eignet sich besonders zur Abbildung früher Funktionseinbußen im Verlauf einer Demenz. Der Scorebereich liegt zwischen 0 und 59 Punkten.
- Die **ADCS-ADL-MCI** ist eine modifizierte Version für Personen mit milder kognitiver Beeinträchtigung (MCI) und umfasst 18 Items mit einem maximal erreichbaren Wert von 53 Punkten. Sie wurde entwickelt, um funktionelle Einschränkungen bei MCI frühzeitig zu erfassen, die in klassischen ADL-Skalen oft noch unauffällig bleiben. Es gibt auch hier nochmal eine überarbeitete Version, die zusätzlich 6 Items erfasst und somit 24 Items abfragt. Der Punktebereich ist hierbei von 0–69 Punkten.

Integrierte Alzheimer-Bewertungsskala (iADRS)

Die iADRS ist ein komposites Bewertungsinstrument, das kognitive und funktionelle Aspekte der Alzheimer-Erkrankung in einem einzigen Score zusammenführt. Sie kombiniert zwei etablierte Messinstrumente: den ADAS-Cog (Alzheimer's Disease Assessment Scale – Cognitive Subscale) zur Erfassung kognitiver Fähigkeiten und die ADCS-iADL (instrumentelle Activities of Daily Living) zur Einschätzung alltagspraktischer Funktionen. Ziel der iADRS ist es, Veränderungen im Krankheitsverlauf ganzheitlich und sensitiver abzubilden als Einzelinstrumente allein. Der kombinierte Gesamtscore reicht von 0 bis 144 Punkten, wobei höhere Werte eine bessere kognitive und funktionelle Leistungsfähigkeit anzeigen.

DemTect (Dementia Detection Test)

Der DemTect ist ein neuropsychologisches Screening-Instrument zur Früherkennung kognitiver Beeinträchtigungen, insbesondere im Hinblick auf eine mögliche Demenz. Er umfasst fünf Aufgaben, die verschiedene kognitive Domänen wie Gedächtnis, sprachliche Flüssigkeit und kognitive Flexibilität erfassen. Die Rohwerte der einzelnen Untertests werden alterskorrigiert in einen Gesamtwert überführt, der zwischen 0 und 18 Punkten liegt. Ein Wert von 13 bis 18 Punkten spricht für eine unauffällige kognitive Leistung, 9 bis 12 Punkte deuten auf eine milde kognitive Beeinträchtigung (MCI) hin und bei 0 bis 8 Punkten besteht Verdacht auf eine Demenz. Der DemTect eignet sich gut für den Einsatz in niedergelassenen Kontexten und lässt sich in etwa 8–10 Minuten durchführen.

Wechsler-Gedächtnisskala – Version IV (WMS-IV)

Die WMS-IV ist ein umfassendes neurokognitives Testverfahren zur differenzierten Erfassung von Gedächtnisleistungen bei Jugendlichen und Erwachsenen im Alter von 16 bis 90 Jahren. Für Personen zwischen 65 und 90 Jahren steht eine spezielle Version mit altersgerechter Normierung zur Verfügung. Die WMS-IV wurde gegenüber früheren Versionen deutlich verbessert, insbesondere hinsichtlich Anwendbarkeit, Auswertungszeit und klinischer Alltagstauglichkeit. Sie umfasst 12 Untertests, die zu fünf Hauptindizes zusammengefasst werden:

- auditives Gedächtnis,
- visuelles Gedächtnis,
- visuell-räumliches Arbeitsgedächtnis,
- unmittelbare Wiedergabe (Immediate Memory) und
- verzögerte Wiedergabe (Delayed Memory).

Depressionsskalen

Bei der neuropsychologischen Diagnostik ist es entscheidend zu berücksichtigen, dass kognitive Beeinträchtigungen, wie oben beschrieben, nicht ausschließlich auf eine Demenz zurückzuführen sein müssen. Depressive Störungen können ebenfalls mit Gedächtnisproblemen, verminderter Konzentration und Antriebslosigkeit einhergehen, was die Differenzialdiagnostik erschwert. Umgekehrt zeigen viele Menschen mit Demenz – insbesondere in frühen Stadien – reaktiv depressive Symptome, die die kognitive Leistungsfähigkeit zusätzlich negativ beeinflussen können. Eine systematische Erfassung depressiver Symptomatik ist daher ein wesentlicher Bestandteil einer umfassenden neuropsychologischen Abklärung.

TIPP

So lässt sich das Gedächtnis testen

Kurzzeitgedächtnis: Gerne können Sie sich selbst testen. Lesen Sie folgende Wörter laut vor:

- Pflanze
- Lampe
- Hund

Arbeitsgedächtnis: Decken Sie nun die Wörter ab. Jetzt sollen Sie rechnen. Fangen Sie bei 40 an und ziehen davon immer 8 ab, also 40 minus 8, minus 8 usw.

Langzeitgedächtnis (bereits bei Abruf nach Minuten): Können Sie nun noch die 3 Wörter, nennen, die Sie eben laut gelesen haben?

Beck Depressions-Inventar II (BDI-II)

Zur Erfassung depressiver Symptome wird häufig der Beck Depressions-Inventar II (BDI-II) eingesetzt. Dieses Selbstbeurteilungsverfahren umfasst 21 Items, die jeweils auf einer 4-stufigen Skala (0–3) bewertet werden und somit eine Gesamtpunktzahl zwischen 0 und 63 Punkte ermöglichen. Werte ab 14 Punkten deuten auf eine klinisch relevante depressive Symptomatik hin. Für den Einsatz bei Personen mit kognitiven Einschränkungen oder bei Zeitmangel eignet sich der BDI-II Fast Screen, eine verkürzte Version mit nur 7 Items, die sich auf die kognitive und affektive Dimension der Depression konzentriert.

Geriatrische Depressionsskala (GDS)

Im geriatrischen Bereich hat sich die GDS bewährt. Diese liegt in einer Kurzform mit 15 Items (GDS-15) sowie in einer Langversion mit 30 Items (GDS-30) vor und verzichtet bewusst auf somatische Symptome, um eine Überlappung mit körperlichen Erkrankungen zu vermeiden. Die GDS ist besonders für ältere Menschen gut verständlich und sensitiv für affektive Veränderungen. In der Kurzform gilt ab 6 Punkten eine depressive Störung als wahrscheinlich.

ZUSAMMENFASSUNG

Neuropsychologische Tests

Die neuropsychologische Diagnostik ist ein wichtiger Bestandteil des Gesamtansatzes zur Bewertung und Behandlung von Menschen mit Demenz. Sie trägt dazu bei, ein besseres Verständnis für die individuellen kognitiven Defizite zu gewinnen, und kann dabei helfen, die bestmögliche Versorgung und Unterstützung für Betroffene mit Demenz und ihre Familien bereitzustellen.

Die Anleitung in der Box (S. 47) ist ein einfacher und schneller Test für das Kurzzeitgedächtnis. Für viele Demenzformen ist ein häufiges Symptom, dass eine Konfabulationsneigung entwickelt wird. Das bedeutet, dass statt der eigentlichen Wörter (Pflanze, Lampe, Hund) falsche oder erfundene Begriffe genannt werden wie beispielsweise Wald, Katze und Fliege, ohne dass dabei bewusst gelogen wird. Diese Konfabulationsneigung kann eine Hilfe sein, zwischen verschiedenen Demenzformen zu unterscheiden.

Bildgebende Verfahren

Neben Bluttests und neuropsychologischer Testung sind bildgebende Verfahren ein Bestandteil der Demenzdiagnostik bei Demenz. Diese Methoden ermöglichen es, das Gehirn direkt zu untersuchen und Veränderungen zu erkennen, die auf eine Demenzerkrankung hinweisen. Aber vor allem sollen behandelbare Ursachen ausgeschlossen werden. Hier sind die wichtigsten bildgebenden Verfahren und ihre Bedeutung.

Die Magnetresonanztomografie ist die Methode der Wahl

MRT steht für »Magnetresonanztomografie«. Eine MRT nutzt Magnetfelder, um detaillierte Bilder des Gehirns zu erstellen. Damit kann ein MRT strukturelle Veränderungen im Gehirn zeigen, wie Schrumpfungen bestimmter Gehirnregionen. Diese Veränderungen sind oft bei Alzheimer und anderen Demenzformen zu sehen. Das Muster der Schrumpfungen ist ein Hinweis für die Art der Demenz – etwa Alzheimer oder frontotemporale Demenz.

Der Beleg einer Schrumpfung (Atrophie) ist heute neben den Biomarkern im Nervenwasser (Liquor) ein Teil der Diagnosesicherung bei Alzheimer. Ein MRT kann auch Tumore, Durchblutungsstörungen (wichtig bei vaskulärer Demenz), Blutungen oder andere Anomalien aufdecken, die Störungen der Kognition nach sich ziehen können, aber natürlich anders behandelt werden. Jeder Mensch, bei dem ein Demenzverdacht besteht, sollte eine Kernspintomografie erhalten.

Computertomografie (CT)

Die Computertomografie (CT) verwendet Röntgenstrahlen, um Querschnittsbilder des Gehirns zu erzeugen. Ein CT-Scan ist besonders nützlich, um schnell strukturelle Probleme wie Blutungen oder große Tumore zu erkennen. Ein CT-Scan ist weniger detailliert als ein MRT, aber schneller und oft leichter zugänglich. Eine Kernspintomografie sollte einer Computertomografie gegenüber bevorzugt werden, da es bei der Demenzdiagnose nicht um Schnelligkeit, sondern um Genauigkeit geht. Wenn eine MRT nicht möglich ist, z.B. wegen eines Herzschrittmachers, kann eine CT als Ersatzlösung ausreichend sein.

PET und SPECT zeigen die Gehirnfunktion bzw. bestimmte Stoffe

Mit der Positronen-Emissions-Tomografie (PET) und der Single-Photon-Emissions-Computertomografie (SPECT) misst man durch den Einsatz von radioaktiven Substanzen entweder die Durchblutung oder den Verbrauch von Zucker im Gehirn (FDG-PET) oder man kann sogar messen, ob bestimmte Stoffe im Gehirn produziert oder abgelagert werden, wie das Beta-Amyloid (Amyloid-PET).

Mit diesen Verfahren kann man genau zeigen, wie gut verschiedene Teile des Gehirns arbeiten. Bei Alzheimer und anderen Demenzformen sind bestimmte Bereiche des Gehirns weniger aktiv. Dies kann frühzeitig erkannt werden, bevor strukturelle Veränderungen sichtbar sind. Ferner kann man die genauen Botenstoffe (wie z.B. Dopamin bei Parkinson-Demenz) und krankhaften Eiweißstoffe (wie Beta-Amyloid) im Bild nachweisen. Diese Verfahren werden aber nicht im Alltag als Standard eingesetzt, sondern nur im Zweifel oder bei ganz genauen Fragestellungen.

ZUSAMMENFASSUNG

Bildgebende Verfahren bei Demenzverdacht

Bildgebende Verfahren sind entscheidend, um das Gehirn bei Verdacht auf Demenz zu untersuchen. Sie liefern wertvolle Informationen über die Struktur und die Funktion des Gehirns und helfen dabei, die genaue Ursache der Symptome zu ermitteln. Durch die Kombination dieser Techniken mit Bluttests und anderen Untersuchungen kann der Arzt bzw. die Ärztin eine präzisere Diagnose stellen und eine optimale Behandlung planen. Diese Verfahren sind schmerzlos und nicht invasiv, was bedeutet, dass sie für die betroffene Person wenig belastend sind.

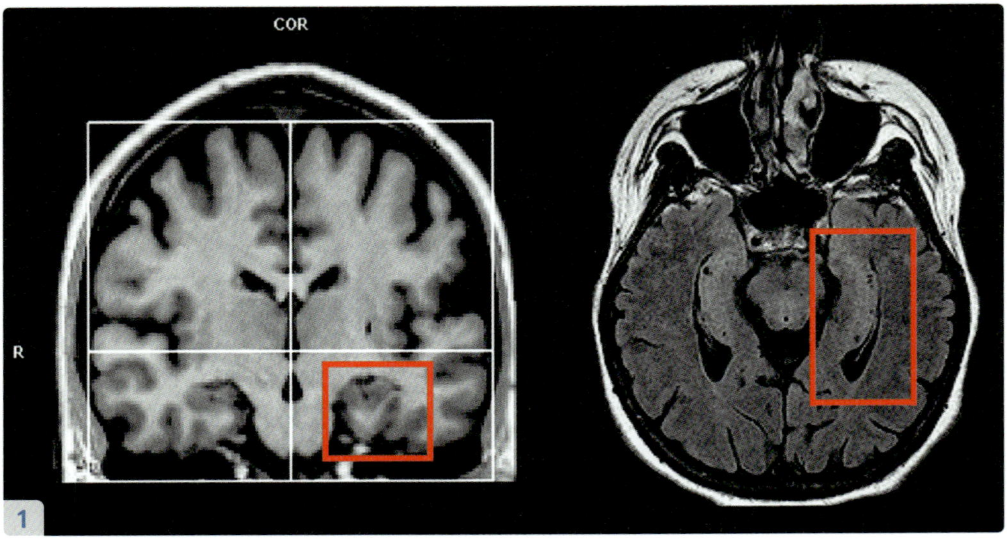

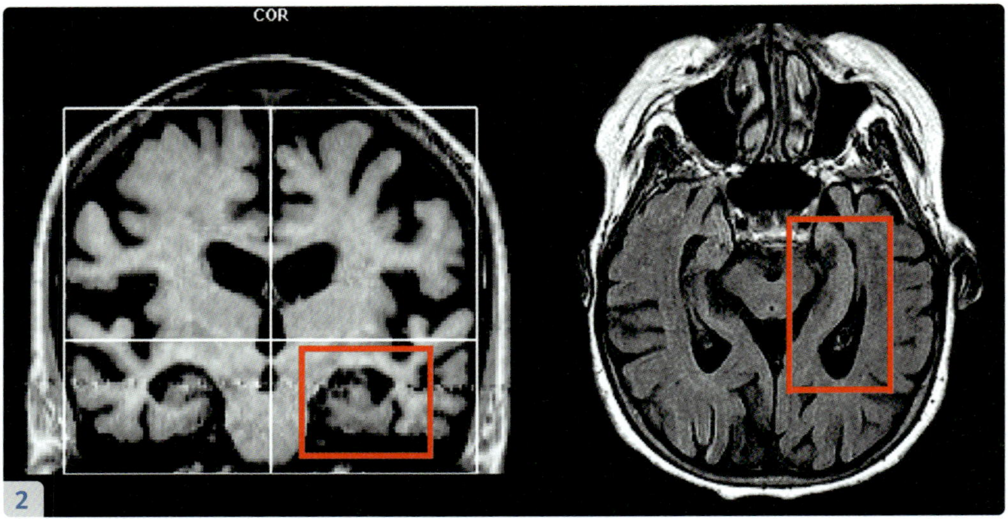

Tomografische MRT-Aufnahmen des Gehirns zeigen Abbau in bestimmten Hirnregionen: ① Aufnahme bei einer Person ohne Alzheimer-Erkrankung. ② Patient mit Alzheime- Demenz mit Verminderung der Hirnstruktur im Temporallappen (Hippokampus) – dort wo das Gedächtnis liegt (rote Umrandung). Quelle: Braus D, Hrsg. EinBlick ins Gehirn. 4., unveränderte Auflage. Stuttgart: Thieme; 2025.

Vaskuläre Demenz mit multiplen Läsionen im Marklager und weiteren in den Stammganglien und im Hirnstamm. Quelle: Grehl H, Reinhardt F, Hrsg. Checkliste Neurologie. 7. überarbeitete Auflage. Stuttgart: Thieme; 2021.)

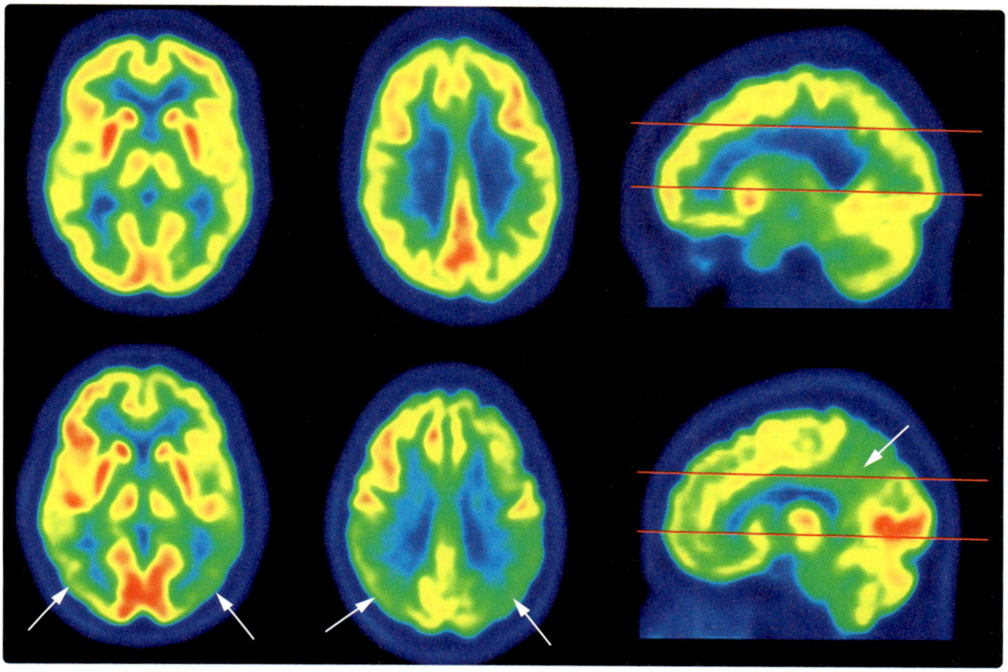

Abbildung eines FDG-PET/Glucose-PET. Der Stoffwechsel wird anhand des Zuckerverbrauchs gemessen und farbig dargestellt. Bereiche mit weniger Stoffwechsel (Hypometabolimus) werden weniger gelb/rot, sondern grün dargestellt. In ähnlicher Weise lassen sich im Amyloid-PET auch Regionen zeigen, bei denen krankhafte Eiweissablagerungen zu finden sind. Die obere Reihe zeigt Aufnahmen einer gesunden Person, die untere Reihe bei Alzheimer-Demenz. Die Pfeile markieren Regionen mit Hypometabolismus parieto-temporal und im sogenannten Cingulum. (mit freundlicher Genehmigung von Prof. A. Rominger, Bern) Quelle: Mattle H, Fischer U. Nuklearmedizinische Diagnostik. In: Mattle H, Fischer U, Hrsg. Kurzlehrbuch Neurologie. 5., überarb. Aufl. Stuttgart: Thieme; 2021.

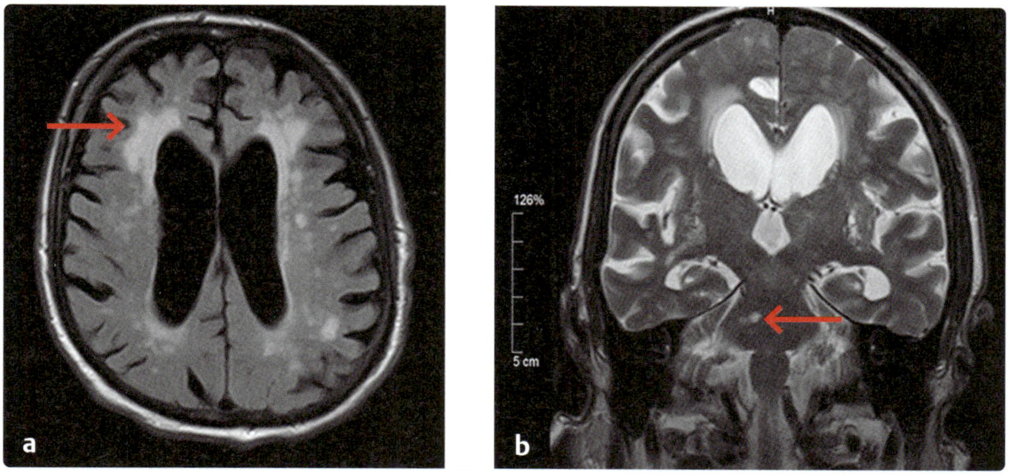

Etwa wenn Therapien gegen das krankhafte Eiweiß Beta-Amyloid eingesetzt werden, kann man mit der PET die Verringerung dieses Eiweißes als Marker für das Ansprechen auf die Therapie messen. Aber: Jede Untersuchung ist eine Belastung mit Strahlen und sehr aufwendig und teuer.

Untersuchung des Nervenwassers

Obwohl Bluttests und auch die Bildgebung immer größere Bedeutung haben, ist in vielen Fällen die Untersuchung des Nervenwassers (Liquor) wichtig. Das Nervenwasser umspült direkt das Gehirn und kann Hinweise liefern, die im Blut nicht so einfach zu finden sind. Entgegen vielen Gerüchten ist die Untersuchung eine vielleicht etwas unangenehme, aber meist harmlose Standarduntersuchung in der Neurologie mit einer kurzen Punktion im Rücken an ungefährlicher Stelle:

Die Liquorflüssigkeit wird durch eine sogenannte Lumbalpunktion gewonnen. Dabei wird mit einer dünnen Nadel eine kleine Menge Flüssigkeit aus dem Wirbelsäulenkanal entnommen. Diese Probe wird dann im Labor auf verschiedene Biomarker untersucht, die mit Demenzerkrankungen in Verbindung stehen. Mit der Nadel kann man auch durch Anschluss eines Schlauches den Druck im Nervenwasser messen oder Wasser ablassen.

Neben der Diagnosestellung von Demenzerkrankungen, insbesondere Alzheimer, spielt die Liquordiagnostik zunächst eine wichtige Rolle beim Ausschluss anderer potenzieller Ursachen für kognitive Beeinträchtigungen. Es gibt eine Vielzahl von Erkrankungen, die ähnliche Symptome wie Demenz verursachen können, aber anders behandelt werden müssen. Die Untersuchung der Liquorflüssigkeit hilft, diese Differenzialdiagnosen einzugrenzen. Dazu gehören: Entzündungen des Gehirns oder der Gehirnhäute, Blutungen, Tumoren oder auch Veränderungen der Druckverhältnisse des Gehirns.

Der Ausschluss behandelbarer oder reversibler Ursachen von kognitiven Störungen ist ein entscheidender Schritt in der Diagnostik. Während viele Demenzerkrankungen nicht heilbar sind, gibt es andere Erkrankungen, die durch gezielte Behandlungen deutlich gebessert oder sogar geheilt werden können. Zum Beispiel kann eine durch Entzündungen oder Infektionen verursachte kognitive Beeinträchtigung oft erfolgreich behandelt werden, sobald die genaue Ursache bekannt ist.

Wichtige Biomarker bei der Demenzdiagnostik

Die Liquordiagnostik ist ein wichtiger Baustein bei der Diagnosestellung von Demenzerkrankungen, insbesondere von Alzheimer. Eine Untersuchung des Liquors kann wertvolle Informationen liefern, da er bestimmte Eiweiße (Proteine) enthält, die Rückschlüsse auf krankhafte Prozesse im Gehirn zulassen. Biomarker helfen somit auch bei einer Demenz zu belegen, ob Alzheimer oder eine andere Demenz vorliegt. Dies ist wichtig für den Einsatz spezifischer Medikamente. Bei der Untersuchung des Liquors stehen vor allem drei Proteine im Mittelpunkt:

BETA-AMYLOID (AB42): Beta-Amyloid (Aβ) ist ein kleines Eiweiß, das im Gehirn entsteht. Es gibt verschiedene Formen, z. B. Aβ42 und Aβ40. Bei Menschen mit Alzheimer lagert sich Aβ42 im Gehirn ab und bildet sogenannte Plaques, die Nervenzellen schädigen.

Im Labor wird nun gemessen, wie viel Aβ42 und wie viel Aβ40 im Liquor vorhanden sind. Dann berechnet man das Verhältnis von Aβ42 zu Aβ40, die sogenannte Amyloid-Ratio. Denn wenn Aβ42 im Gehirn abgelagert wird, sinkt

WISSEN

Keine Angst vor der Nervenwasseruntersuchung

Bei Verdacht auf eine Demenz kann eine Nervenwasseruntersuchung (Lumbalpunktion) wichtige Hinweise liefern. Dabei wird aus dem unteren Rückenbereich etwas Flüssigkeit (Liquor) entnommen, die das Gehirn und das Rückenmark umgibt. Sie enthält Eiweiße, die helfen können, z. B. Alzheimer besser zu erkennen oder andere Ursachen auszuschließen. Die Untersuchung klingt schlimmer, als sie ist: Nach einem kurzen Aufklärungsgespräch erfolgt unter lokaler Betäubung die Entnahme mit einer feinen Nadel. Der Eingriff dauert nur wenige Minuten und ist in der Regel gut verträglich. Unter 10 % der Patientinnen und Patienten berichten über vorübergehende Kopfschmerzen danach, die sich durch Liegen und Ruhe bessern. Komplikationen wie Infektionen oder Blutungen sind sehr selten. Die Lumbalpunktion ist eine sichere Methode, um eine klare Diagnose zu stellen und frühzeitig die passende Behandlung zu beginnen – deshalb: Keine Angst davor!

Biomarker-Profile verschiedener Demenzformen

Demenzform	Liquor (z. B. Tau, Amyloid)	FDG-PET	Amyloid-PET
Alzheimer-Demenz	ABeta42 niedrig, ABeta42/40 niedrig, p-Tau hoch, t-Tau hoch	temporoparietaler Hypometabolismus (Hypometabolismus bedeutet: verminderter Zuckerverbrauch als Zeichen geringerer Hirnaktivität)	positiv
posteriore kortikale Atrophie (PCA)	ABeta42 niedrig, p-Tau erhöht	posterior betonter Hypometabolismus	positiv
frontotemporale Demenz (FTD)	normal oder leicht erhöhtes t-Tau, negatives Amyloid-Profil	frontotemporaler Hypometabolismus	negativ
Lewy-Körper-Demenz (LBD)	ABeta42 niedrig, oft normale Tau-Werte	okzipital betont, reduzierter okzipitoparietaler Stoffwechsel	teilweise positiv
vaskuläre Demenz	keine spezifischen Liquor-Biomarker	unspezifisch oder multifokal je nach Läsionen	negativ
Parkinson-Demenz (PDD)	meist unauffällig oder ABeta42 niedrig, Tau normal bis leicht erhöht	temporoparietaler Hypometabolismus mit frontaler Beteiligung	teilweise positiv
progressive supranukleäre Blickparese (PSP)	normal oder leicht erhöhtes p-Tau, negatives Amyloid-Profil	frontale und mesenzephale Hypometabolismus-Muster	negativ
kortikobasale Degeneration (CBD)	normal oder leicht erhöhtes Tau, Amyloid negativ	asymmetrischer frontoparietaler Hypometabolismus	negativ
Limbic-predominant Age-related TDP-43 Encephalopathy (LATE)	ABeta normal, Tau normal, keine spezifischen Marker	temporomedial, limbisch reduziert	negativ

ZUSAMMENFASSUNG

Untersuchung des Nervenwassers

Die Liquordiagnostik ist noch ein Schlüsselverfahren zur Erkennung von Demenz und hilft gleichzeitig, behandelbare Ursachen wie Entzündungen, Tumoren oder Infektionen auszuschließen, um eine präzise Diagnose und optimale Therapie sicherzustellen. Bald werden Bluttests auf Alzheimer dazukommen.

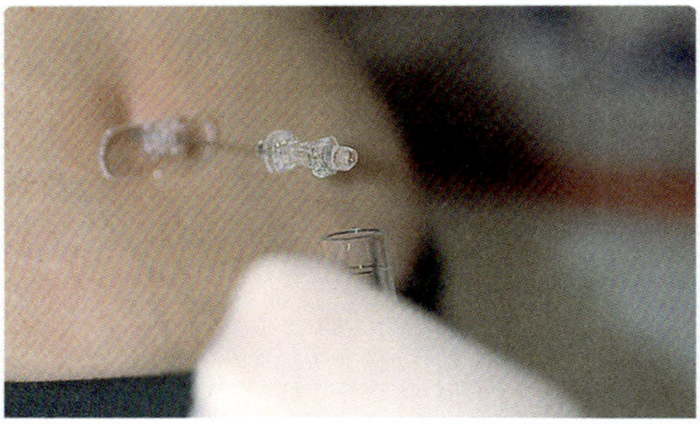

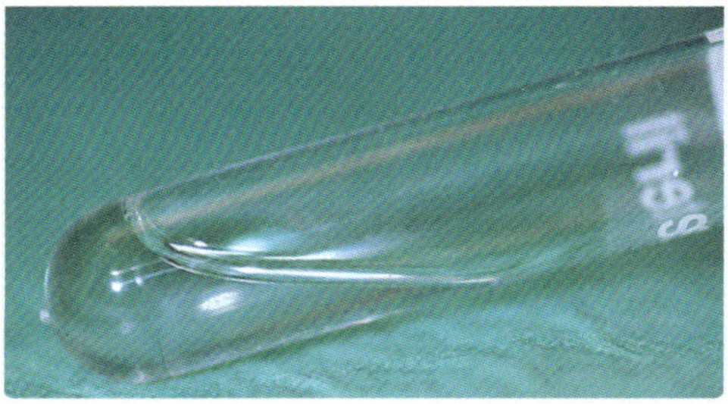

▲ Oben: Mit einer dünnen Nadel wird aus dem Wirbelkanal das Nervenwasser abgenommen.
Unten: Das Nervenwasser ist klar wie Wasser – sofern keine Blutungen oder schwere Entzündungen vorliegen. Unter dem Mikroskop und im Labor werden zum Beispiel Entzündungszellen und Eiweisse bestimmt, die mit dem bloßen Auge nicht sichtbar sind. Quelle: Sitzmann F. Liquor. In: Schewior-Popp S, Sitzmann F, Ullrich L, Hrsg. Thiemes Pflege. 15. Auflage. Stuttgart: Thieme; 2020.

der Wert im Liquor. Die Ratio (das Verhältnis) ist aussagekräftiger als der einzelne Aβ42-Wert allein, weil sie Schwankungen im Stoffwechsel berücksichtigt. Eine niedrige Amyloid-Ratio (z. B. < 0,5 oder < 0,6, je nach Labor) deutet auf Alzheimer hin – lange bevor Symptome auftreten.

TAU-PROTEINE: Diese Eiweiße sind bei Alzheimer später erhöht, insbesondere das sogenannte phosphorylierte Tau (p-Tau). Ein hoher Tau-Wert im Liquor deutet auf allgemeine Nervenzellschäden hin.

Was Biomarker über das Risiko für eine Demenz aussagen können

Wenn jemand bereits erste Gedächtnisprobleme hat – also sich in einem Stadium der leichten kognitiven Störung (MCI) befindet –, können bestimmte Untersuchungen helfen, besser einzuschätzen, ob sich daraus in den nächsten Jahren eine Alzheimer-Demenz entwickeln könnte. Dazu gehören die genannten Biomarker Beta-Amyloid und phosphoryliertes Tau.

Je nachdem, ob diese Werte unauffällig oder verändert sind, lässt sich das Risiko besser einschätzen: Wenn beide Marker verändert (pathologisch) sind, ist das Risiko, in den nächsten 5 Jahren eine Demenz zu entwickeln, sehr hoch – etwa 90 %. Wenn beide Marker unauffällig sind, liegt das Risiko bei unter 10 %. Ist nur einer der beiden Marker verändert, liegt das Risiko dazwischen – also höher als bei gesunden Werten, aber nicht so hoch wie bei zwei auffälligen Befunden.

Ausblick: Biomarker im Blut statt im Nervenwasser untersuchen

Bluttests zur Früherkennung von Alzheimer sind bereits zugelassen und werden die Diagnose bald deutlich erleichtern. Anders als aufwändige Verfahren wie eine Nervenwasseruntersuchung oder eine teure Hirnbildgebung lassen sich Bluttests einfacher durchführen – auch direkt in der Hausarztpraxis oder in Gedächtnisambulanzen. Dadurch könnten mehr Menschen mit frühen Gedächtnisproblemen rechtzeitig erkannt und weiter untersucht werden.

Besonders vielversprechend sind neue Marker im Blut wie pTau217, das Verhältnis von Amyloid-Beta42 zu Aβ40 und das Eiweiß GFAP, das auf Entzündungsprozesse im Gehirn hinweist. Werden diese Werte gemeinsam betrachtet, lassen sich frühe Anzeichen einer Alzheimer-Erkrankung mit hoher Genauigkeit erkennen.

Solche Tests sind noch nicht überall verfügbar, aber die Forschung zeigt, dass sie sich bald gut für den Einsatz im Alltag eignen. Sie können helfen, Alzheimer früher zu entdecken – und damit auch früher zu handeln. Das wird ein großer Schritt hin zu einer besseren Versorgung von Betroffenen.

ATN-Klassifikation

Die ATN-Klassifikation ist ein modernes System, das bei der Alzheimer-Diagnose verwendet wird. Es bezieht sich auf die wichtigsten biologischen Veränderungen, die bei Alzheimer beobachtet werden, und unterteilt diese in drei Kategorien:

- **A = Amyloid:** Hier geht es um die Ablagerungen von Beta-Amyloid im Gehirn. Ein niedriger Wert von Aβ42 im Liquor fällt unter diese Kategorie. Alternativ zum Liquor ist auch der Nachweis von Beta-Amyloid im PET (S. 49) möglich.
- **T = Tau:** Dies bezieht sich auf die Anwesenheit von Tau-Proteinen, insbesondere phosphoryliertem Tau, das im Liquor erhöht sein kann.
- **N = Neurodegeneration:** Diese Kategorie bezieht sich auf Nervenzellverluste oder strukturelle Schäden im Gehirn. Hier werden oft Tau-Proteine oder andere Marker wie NfL berücksichtigt. Die Neurodegeneration kann aber auch mittels MRT oder CT in der Bildgebung (S. 48) nachgewiesen werden.

Jede dieser drei Kategorien (A, T, N) kann positiv oder negativ bewertet werden, abhängig von den Ergebnissen der Liquoruntersuchung und anderer Tests wie bildgebenden Verfahren. Dies ermöglicht eine präzisere Diagnose und hilft dem Arzt bzw. der Ärztin, besser zu verstehen, welche krankhaften Prozesse im Gehirn vorliegen.

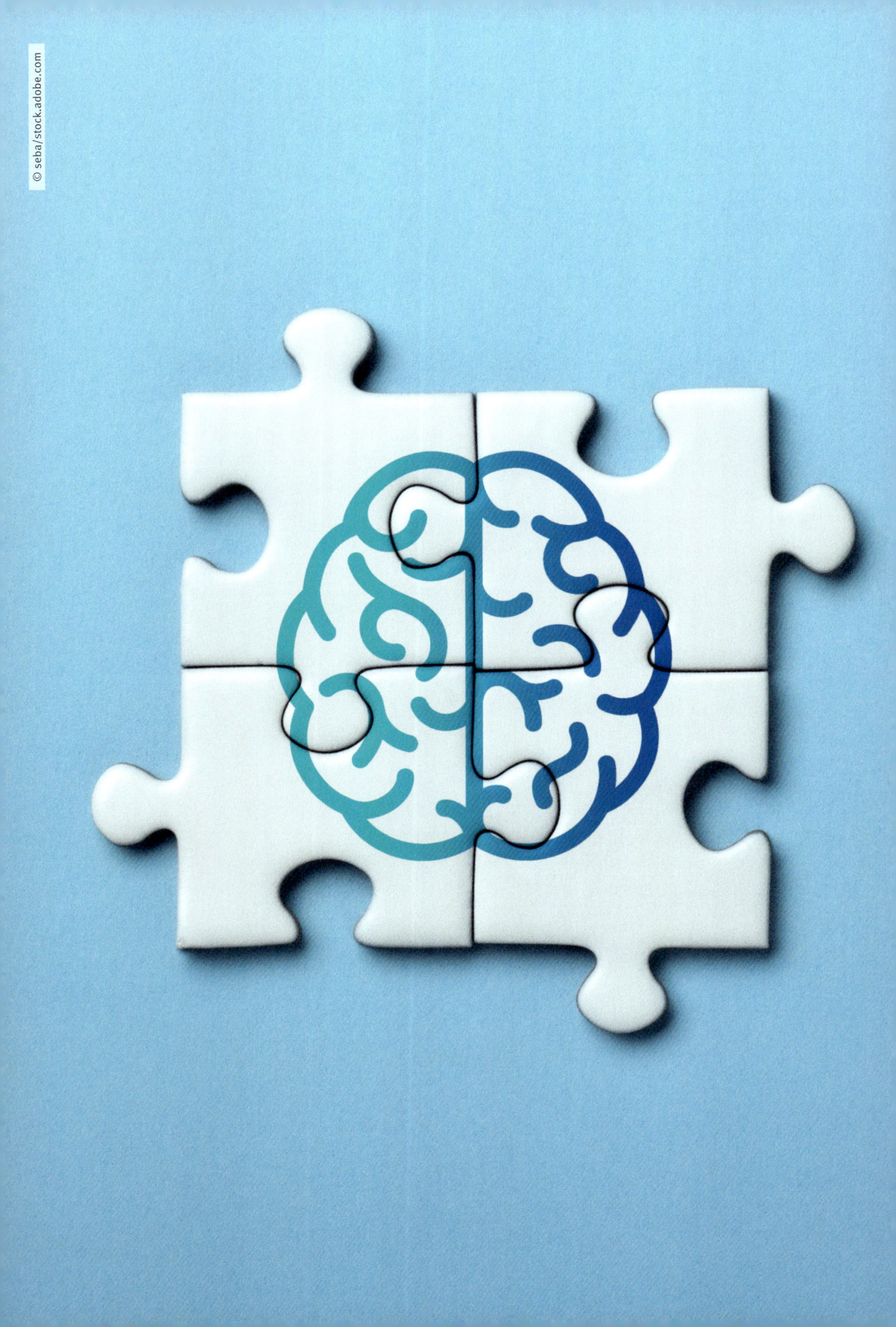

© seba/stock.adobe.com

Therapieoptionen und das Leben mit Demenz

MEDIKAMENTÖSE BEHANDLUNG

In diesem Kapitel werden verschiedene medikamentöse Ansätze dargestellt. Den nicht medikamentösen Therapien ist ein eigenes Kapitel gewidmet (S. 68). Wichtig ist aber im ersten Schritt: Welche beeinflussbaren Faktoren muss man im Blick haben? Dazu gehören unter anderem nach neuen Erkenntnissen einfache und banal wirkende Basisfunktionen wie Sehen und Hören. Etwaige Seh- und Hörstörungen sollten behandelt werden. Also: Hat sich das Sehvermögen möglicherweise verschlechtert? Ist die Brille noch o.k.? Wie ist es um das Hörvermögen bestellt? Benötigt die betroffene Person vielleicht ein Hörgerät bzw. muss dieses überprüft oder an eine nachlassende Hörleistung angepasst werden?

Es gibt viele verschiedene Arten von Demenz, darunter Alzheimer-Demenz, vaskuläre Demenz und Demenz infolge von Vitaminmangel oder Autoimmunerkrankungen. Wenn ein Mangelzustand oder eine andere therapiebare Erkrankung die Ursache für die demenziellen Symptome ist, kann zielgerichtet behandelt werden.

Manchmal umfasst die Behandlung eine internistische Behandlung, weil ein anderes Grundleiden Ursache für die Demenz-Symptome ist. Hier führen Laboruntersuchungen zum Ziel. Diese wurden im vorigen Kapitel (S. 39) bereits beschrieben. Letztlich muss durch Laboruntersuchung herausgefunden werden, ob eine Behebung der Laborabweichung möglich ist und die Demenz heilen kann.

Liegt aber eine neurodegenerative Erkrankung vor, bleibt meist nur die Behandlung der Symptome. Schließlich gibt es bei Demenz eine Vielzahl von Symptomen, für die es symptomunterdrückende Medikamente gibt. Diese Symptome – neben den Gedächtnisproblemen – wollen wir kurz nennen und daneben mögliche Medikamente, die der Arzt bzw. die Ärztin verschreibt, aufführen.

Im Rahmen der Behandlung von Demenzerkrankungen in Deutschland wird in der aktuellen Leitlinie (S3-Leitlinie Demenzen) ein evidenzbasierter, medikamentöser Therapieansatz empfohlen, der gezielt die kognitiven Defizite

WISSEN

S3-Leitlinie Demenzen

Die Leitlinie zur Behandlung von Demenzerkrankungen wird von der Deutschen Gesellschaft für Neurologie (DGN) sowie der Deutschen Gesellschaft für Psychiatrie und Psychotherapie, Psychosomatik und Nervenheilkunde (DGPPN) herausgegeben. Am Konsensusprozess sind auch alle weiteren thematisch maßgeblichen Fachgesellschaften, Berufsverbände und Organisationen beteiligt. Die S3-Leitlinie Demenzen wird regelmäßig aktualisiert, sodass die Behandlungsempfehlungen dem neusten Stand der Wissenschaft entsprechen. Sie ist frei zugänglich und kann aus dem Internet heruntergeladen werden (siehe Autorenkasten).

und begleitende Verhaltensstörungen adressiert. Die medikamentöse Behandlung bei Demenz umfasst unterschiedliche Wirkstoffklassen, die jeweils auf spezifische neurobiologische Mechanismen abzielen und so versuchen, den Krankheitsverlauf zu stabilisieren oder zumindest symptomatisch zu lindern.

Störungen der Kognition

In der Folge sollen die wesentlichen Behandlungen genannt werden – aufgelistet nach den Unterformen der Demenz, die vor allem die kognitiven Grundstörungen bessern sollen:

Acetylcholinesterase-Hemmer

Einen zentralen Bestandteil der Therapie stellen die Acetylcholinesterase-Hemmer dar, zu denen Medikamente wie Donepezil, Rivastigmin und Galantamin zählen. Diese Präparate wirken, indem sie das Enzym Acetylcholinesterase hemmen, welches normalerweise für den Abbau des Neurotransmitters Acetylcholin verantwortlich ist. Durch die Hemmung dieses Abbaus wird der Acetylcholin-Spiegel im synaptischen Spalt erhöht. Acetylcholin spielt eine wesentliche Rolle bei Lern- und Gedächtnisprozessen, weshalb eine Stabilisierung der Konzentration vor allem bei Menschen mit Alzheimer zu einer Verbesserung der kognitiven Funktionen führen kann.

Laut der S3-Leitlinie Demenzen (S. 59) werden diese Medikamente vor allem in den frühen bis mittelschweren Stadien der Alzheimer-Demenz eingesetzt.

- Beispielsweise beginnt die Therapie mit **Donepezil** häufig mit einer Dosis von 5 mg täglich, die – je nach Verträglichkeit und klinischem Bild – auf 10 mg täglich erhöht werden kann.
- **Rivastigmin** wird meist in Form von Kapseln oder als transdermales Pflaster verabreicht, wobei die Dosis im Bereich von etwa 3–6 mg zweimal täglich liegt oder als Pflaster in Dosen von 4,6; 9,5 oder 13,3 mg pro 24 Stunden.
- Auch **Galantamin** wird dosisabhängig zwischen 8 und 24 mg täglich verabreicht.

Trotz ihres therapeutischen Nutzens bringen diese Substanzen keine Heilung. Sie stellen keine Therapie der Ursachen der Erkrankung dar, sondern dienen dazu, den Verlauf der kognitiven Beeinträchtigungen zu stabilisieren. Nebenwirkungen, die in der S3-Leitlinie erwähnt werden, sind Übelkeit und Durchfall sowie gelegentlich Schwindel oder Kopfschmerzen, weshalb bei der Dosiseinführung eine langsame Steigerung empfohlen wird.

NMDA-Rezeptor-Antagonisten

Ein weiterer medikamentöser Ansatz, der in der S3-Leitlinie für die moderate bis schwere Alzheimer-Demenz empfohlen wird, ist der Einsatz von NMDA-Rezeptor-Antagonisten – allen voran **Memantin**. Memantin wirkt, indem es die Überaktivität des Neurotransmitters Glutamat im Gehirn reguliert. Glutamat ist zwar essenziell für die neuronale Erregbarkeit und synaptische Plastizität, kann aber im Übermaß zu einer Schädigung der Nervenzellen durch Reizüberflutung (exzitotoxische Schädigung) führen. Durch die Blockade von NMDA-Rezeptoren hilft Memantin, diesen schädlichen Prozess zu dämpfen und somit die neuronale Funktionsfähigkeit zu schützen.

Die Dosisfindung erfolgt schrittweise, sodass typischerweise mit niedrigen Dosen begonnen wird, die innerhalb einiger Wochen auf etwa 20 mg täglich gesteigert werden. Die Kombination von Memantin mit Acetylcholinesterase-Hemmern wird häufig in Betracht gezogen, um unterschiedliche pathophysiologische Mechanismen simultan zu adressieren.

Ginkgo biloba

Ginkgo biloba ist ein pflanzliches Heilmittel, das oft zur Verbesserung der kognitiven Funktion und zur Behandlung von Symptomen von Demenz eingesetzt wird, einschließlich der Alzheimer-Demenz. Es wird hauptsächlich aufgrund seiner möglichen Wirkung auf die Durchblutung und seiner antioxidativen Eigenschaften verwendet. Die wissenschaftlichen Studien zu Ginkgo biloba bei Demenz sind gemischt. Einige Studien zeigen, dass Ginkgo möglicherweise die kognitive Funktion bei Menschen mit leichter bis mittelschwerer Demenz verbessert, insbesondere das Gedächtnis, die Aufmerksamkeit und die täglichen Funktionen.

Üblicherweise werden Extrakt-Dosierungen zwischen 120 und 240 mg pro Tag verwendet. Ginkgo biloba wird im Allgemeinen als sicher angesehen, kann aber bei manchen Menschen Nebenwirkungen wie Magen-Darm-Beschwerden, Kopfschmerzen oder allergische Reaktionen hervorrufen. Ginkgo kann die Blutgerinnung beeinflussen, was bei Menschen, die Blutverdünner (wie Marcumar oder Aspirin) einnehmen, zu einem erhöhten Risiko für Blutungen führen kann. Daher sollte die Einnahme von Ginkgo biloba mit einem Arzt besprochen werden, insbesondere wenn andere Medikamente eingenommen werden.

Neben der Behandlung der kognitiven Kernsymptome – also der Probleme mit Gedächtnis, Denken und Sprache – ist es für Menschen mit Demenz ebenso wichtig, auch die Begleitsymptome wie akute Verwirrtheit, Unruhe, Aggressivität, depressive Verstimmungen und Schlafstörungen gezielt zu behandeln. Die aktuelle S3-Leitlinie gibt hierzu klare Empfehlungen, die

WISSEN

On-Label- versus Off-Label-Therapie

Medikamente dürfen zu Lasten der Krankenkassen nur für bestimmte Arten und Stadien der Demenz verschrieben werden, auch wenn sie mitunter im Einzelfall auch bei anderen Formen helfen können. Das nennt sich On-Label-Behandlung. Die Einsatzbereiche für Rivastigmin sind die leichte bis mittelschwere Demenz bei der Alzheimer- und der Parkinson-Krankheit und für Memantin die moderate bis schwere Alzheimer-Demenz.

nicht nur die Auswahl der Medikamente, sondern auch deren Dosierung betreffen, um eine optimale Wirkung bei gleichzeitig möglichst wenigen Nebenwirkungen zu erzielen.

Delir (Verwirrtheit, Halluzinationen, plötzliche Unruhe)

Zunächst ist zu beachten, bevor es zum Einsatz von Medikamenten kommt: Ein zentrales Element im Management des Delirs besteht darin, potenziell delirfördernde Substanzen konsequent zu vermeiden oder abzusetzen. Dazu zählen insbesondere sedierende Medikamente wie Benzodiazepine, bestimmte Anticholinergika sowie opioidhaltige Schmerzmittel, sofern medizinisch vertretbar.

Gleichzeitig spielt die Gestaltung der Umgebung eine entscheidende Rolle: Eine ruhige, reizreduzierte Atmosphäre unterstützt die kognitive Stabilität und kann Unruhe deutlich verringern. Orientierungshilfen wie eine gut sichtbare Uhr, ein Kalender, persönliche Gegenstände und der Zugang zu natürlichem Tageslicht tragen dazu bei, das Zeitempfinden sowie das Gefühl der Vertrautheit zu fördern. Ziel ist es, eine möglichst klare, sichere und strukturierte Umgebung zu schaffen, die die Reorientierung erleichtert und das Risiko für Verwirrtheitszustände minimiert.

Wenn Medikamente aber nötig sind: Bei akuten Verwirrtheitszuständen mit Halluzinationen/Psychose rät die S3-Leitlinie Demenzen (S. 59) zu einem vorsichtigen Einsatz von **Neuroleptika**. Beispielsweise kann **Risperidon oder Haloperidol** in niedrigen Dosen kurzfristig verabreicht werden, um akute Symptome zu mildern – jedoch nur über kurze Zeiträume, da hier ein Risiko für Bewegungsstörungen und kardiale Nebenwirkungen besteht.

Unruhe, Aggressivität, Reizbarkeit

Für die Behandlung von aggressiven Symptomen kommen häufig niedrigpotente und **atypische Neuroleptika** zum Einsatz. Diese haben den Vorteil, dass sie im Vergleich zu klassischen Antipsychotika wie Haloperidol ein geringeres Risiko für extrapyramidale Nebenwirkungen (z. B. unwillkürliche Bewegungen und motorische Störungen) aufweisen.

- **Risperidon** wird dabei oft in einer Anfangsdosis von 0,25–0,5 mg täglich verschrieben und kann, je nach Verträglichkeit, langsam gesteigert werden.
- Alternativ bieten sich **Clozapin oder Quetiapin** an, die typischerweise in Dosen von 12,5–25 mg verabreicht werden.

Diese atypischen Neuroleptika sind vor allem deshalb vorteilhaft, weil sie weniger stark sedierend wirken und somit das Sturzrisiko und andere Nebenwirkungen, die bei älteren Menschen besonders problematisch sein können, minimieren. Ferner verstärken sie nicht Probleme mit langsamer Beweglichkeit und Steifigkeit, wie es bei Demenzformen aus dem Formenkreis der Parkinson-Erkrankungen (wie bei der Lewy-Körperchen-Demenz) vorkommen kann.

WICHTIG: Bei der Lewy-Körperchen-Demenz können Medikamente gegen Unruhe und Halluzinationen paradox wirken, also die Symptome verstärken. Hier muss vorsichtig vorgegangen werden.

Depression

Depressive Verstimmungen, die bei Demenz häufig auftreten, werden in der S3-Leitlinie mit **milden Antidepressiva** behandelt. Hierzu zählen beispielsweise **Citalopram**, das meist in einer Dosis von 10–20 mg täglich eingesetzt wird, und **Sertralin**, das mit 25–50 mg pro Tag begonnen und bei Bedarf auf bis zu 100 mg gesteigert werden kann. **Mirtazapin**, verabreicht in Dosen zwischen 7,5 und 30 mg täglich, ist eine weitere Option – vor allem dann, wenn zusätzlich Schlafprobleme und Appetitlosigkeit vorliegen. Diese Medikamente wirken, indem sie den Serotonin-Spiegel im Gehirn erhöhen, was zu einer Stabilisierung der Stimmung und einem verbesserten Antrieb führen kann.

Zusätzlich zur medikamentösen Therapie gibt es jedoch auch die Möglichkeit einer kognitiven Verhaltenstherapie (KVT). Die aktuelle S3-Leitlinie betont die kognitive Verhaltenstherapie als eine empirisch gut belegte Therapieform bei leichten bis mittelschweren depressiven Episoden – auch im Kontext neurologischer Grunderkrankungen. KVT wird ausdrücklich als wirksame nicht-medikamentöse Behandlung empfohlen – sowohl als alleinige Maßnahme als auch in Kombination mit Pharmakotherapie. Gleichzeitig weist die Leitlinie jedoch darauf hin, dass der Zugang zu psychotherapeutischen Angeboten in der Praxis häufig eingeschränkt ist. Insbesondere in ländlichen Regionen und bei älteren oder kognitiv beeinträchtigten Patient*innen kann die Versorgungslage unzureichend sein. Hier sind strukturierte, niedrigschwellige Angebote und interdisziplinäre Kooperationen erforderlich, um evidenzbasierte Therapien flächendeckend zugänglich zu machen.

Schlafstörungen

Schlafstörungen, die bei Menschen mit Demenz häufig auftreten, beeinträchtigen oft den natürlichen Tag-Nacht-Rhythmus. Um diesen zu stabilisieren, bevorzugen die S3-Leitlinien den Einsatz von **Melperon** und **Pipamperon** und diskutieren **Melatonin** vor dem Schlafengehen. Alternativ können bei Bedarf **sedierende Antidepressiva** wie **Trazodon** oder **Mirtazapin** eingesetzt werden, um die Schlafqualität zu verbessern. In akuten Situationen werden auch **Benzodiazepine** wie **Lorazepam** (0,5–1 mg) oder **Z-Substanzen** wie **Zolpidem** (etwa 5 mg) kurzfristig verwendet. Der vorsichtige und kurzfristige Einsatz ist wichtig zu betonen, da sie das Risiko für Stürze erhöhen und zu Abhängigkeit führen. Bei manchen Demenzformen können sie auch paradox wirken und die Symptome verstärken.

Bewegungsstörungen

L-Dopa (**Levodopa**) ist der Goldstandard in der Behandlung der Parkinson-Krankheit und dient primär dazu, den Dopaminmangel im Gehirn auszugleichen und motorische Symptome wie Tremor, Steifheit und Verlangsamung zu bessern. Bei bestimmten Demenzformen, insbesondere bei der Lewy-Körper-Demenz und der Parkinson-Demenz, können ausgeprägte motorische Symptome auftreten, die durch den Einsatz von L-Dopa adressiert werden können. In diesen Fällen zielt die Behandlung mit L-Dopa vor allem darauf ab, die Bewegungsfähigkeit zu verbessern, wodurch die alltägliche Mobilität und damit auch die Lebensqualität gesteigert werden kann.

Die S3-Leitlinie Demenzen empfiehlt den Einsatz von L-Dopa insbesondere bei Erkrankten, die neben kognitiven Beeinträchtigungen auch parkinsonähnliche Symptome zeigen. Dabei wird L-Dopa in niedrigen Dosen begonnen und schrittweise an den individuellen Bedarf angepasst. Diese vorsichtige Dosiseinstellung ist notwendig, um mögliche Nebenwirkungen zu minimieren, wie beispielsweise eine Verschlimmerung von psychotischen Symptomen oder unerwünschte Verhaltensänderungen, da die dopaminerge Therapie bei manchen Menschen auch kognitive oder psychiatrische Nebenwirkungen hervorrufen kann. Es ist wichtig zu betonen, dass L-Dopa in erster Linie zur Verbesserung der motorischen Funktionen eingesetzt wird und nicht direkt auf die kognitiven Symptome der Demenz abzielt.

Auch die eigentlich zur Stabilisierung der Kognition eingesetzten **Acetylcholinesterase-Hemmer** können die Beweglichkeit verbessern, insbesondere bei der Gangstörung. Dieser liegt mitunter ein Problem der Handlungsplanung zugrunde, was sie zu einem Grenzbereich zwischen Kognition und Bewegung macht.

Bei Menschen mit Demenz, bei denen Chorea auftritt – etwa im Rahmen der Huntington-Krankheit, bei der sowohl kognitive Beeinträchtigungen als auch unwillkürliche Bewegungen vorliegen –, liegt der Schwerpunkt der Behandlung auf der symptomatischen Linderung. Chorea äußert sich durch unkontrollierte, fließende Bewegungen, die den Alltag erheblich stören können. Ein bewährter medikamentöser Ansatz ist der Einsatz von Dopamin-depletierenden Substanzen wie **Tetrabenazin**. Dieses Medikament wirkt, indem es die Verfügbarkeit von Dopamin im synaptischen Spalt verringert, was die überaktive motorische Schaltung im Gehirn dämpft. Die Behandlung beginnt in der Regel mit einer niedrigen Dosis, häufig etwa 12,5 mg täglich, die schrittweise angepasst wird, um sowohl die Wirksamkeit zu optimieren als auch Nebenwirkungen wie Sedierung, depressive Verstimmungen oder parkinsonartige Symptome zu vermeiden. Eine Alternative stellt **Deutetrabenazin** dar, das ähnlich wirkt, aber durch unterschiedliche pharmakokinetische Eigenschaften eventuell besser verträglich ist.

In einigen Fällen können auch **Neuroleptika** in niedrigen Dosen eingesetzt werden, um die Chorea zu mildern. Diese Medikamente blockieren dopaminerge Rezeptoren und können so die unwillkürlichen Bewegungen reduzieren. Allerdings ist bei älteren Menschen mit Demenz Vorsicht geboten, da diese Substanzen das Risiko für Mangelbeweglichkeit und weitere kognitive Beeinträchtigungen erhöhen können.

Spezielle medikamentöse Ansätze

Alzheimer-Demenz

Alzheimer ist die häufigste Form der Demenz. Es ist, wie erwähnt, eine neurodegenerative Erkrankung, bei der sich abnorme Proteine im Gehirn ansammeln und Hirnzellen absterben. Neben der Unterstützung von Botenstoffen im Gehirn ist das Ziel auch, den Krankheitsprozess zu beeinflussen:

Antikörper bei Demenz (Anti-Beta-Amyloid-Antikörper)

Diese Antikörper zielen auf Beta-Amyloid-Plaques im Gehirn von Alzheimer-Patienten und -Patientinnen, um diese abzubauen. Erste Medikamente dieser Therapieansätze sind nun in Europa erstmals zugelassen worden. In klinischen Studien zeigte **Lecanemab** bei Personen mit früher Alzheimer-Erkrankung eine geringe, aber signifikante Verlangsamung des kognitiven und funktionellen Abbaus im Vergleich zu Placebo, also einem Scheinpräparat. Nebenwirkungen wie ARIA (Amyloid-related imaging abnormalities, das sind Gehirnschwellungen oder Blutungen) wurden jedoch beobachtet, weshalb die Anwendung sorgfältig überwacht werden muss. Daher kommt das das Medikament in Europa unter der Auflage auf den Markt

(Fortsetzung S. 66)

AKTUELLE KONTROVERSE

Antikörper bei Alzheimer

Antikörpertherapien sind regelmäßige Infusionen gegen Eiweißablagerungen wie Beta-Amyloid und Tau-Proteine, die als Hauptfaktoren bei der Alzheimer-Erkrankung gelten. Mit diesen neuen Medikamenten hat die Wissenschaft große Hoffnungen geweckt. Die Therapie ist ein neuer Meilenstein in der Behandlung, weil erstmals in den Krankheitsprozess eingegriffen werden kann. Doch die klinischen Erfolge und Nebenwirkungen werden zurzeit kontrovers diskutiert.

Antikörper gegen Beta-Amyloid-Plaques– insbesondere Aducanumab, Lecanemab und Donanemab – setzen an unterschiedlichen Stellen im Prozess der Eiweißablagerung an. Aducanumab bindet vor allem an lösliche Aβ-Oligomere, Lecanemab zielt auf Protofibrillen, und Donanemab richtet sich gegen bereits entstandene Plaques. Ziel ist es, die weitere Zusammenlagerung (Aggregation) von Aβ zu verhindern oder vorhandene Ablagerungen zu reduzieren. Auch Anti-TAU-Antikörper werden erforscht. In Studien konnte gezeigt werden, dass sich durch Antikörper das Fortschreiten der kognitiven Einschränkungen etwas verlangsamen lässt – vor allem bei Menschen im frühen Krankheitsstadium der Demenz.

Nötige Voruntersuchungen

Die Therapie eignet sich jedoch nur für eine kleine Patientengruppe. Notwendig ist der Nachweis der Amyloid-Pathologie im Nervenwasser oder Amyloid-PET. Darüber hinaus muss, vor Beginn der Therapie eine Genanalyse auf das sogenannte ApoE4-Risikoallel durchgeführt werden. Homozygote Trägerinnen und Träger dieses Gens haben ein erhöhtes Risiko für Nebenwirkungen wie Mikroblutungen oder Hirnschwellungen, die unter der Therapie auftreten können. Auch das Alter und bestehende Vorerkrankungen, wie Schlaganfälle, beeinflussen die Risikobewertung.

Die Behandlung selbst ist technisch aufwendig

Sie erfordert regelmäßige Infusionen, bildgebende Kontrollen per MRT, engmaschige ärztliche Betreuung und strukturelle Voraussetzungen, die derzeit in vielen Regionen nicht gegeben sind. Zudem ist die Therapie mit hohen Kosten verbunden – für das Medikament selbst ebenso wie für Diagnostik, Überwachung und medizinische Infrastruktur. Wenn man die große Zahl potenzieller Patientinnen und Patienten in Deutschland betrachtet, könnten sich die jährlichen Gesamtkosten auf mehrere hundert Millionen Euro belaufen.

Bisher moderate Wirkung

Obwohl die Studien zeigen, dass die Antikörper den kognitiven Abbau um einige Monate verzögern können, bleibt die Wirkung insgesamt moderat. Die Krankheit kann dadurch weder geheilt noch dauerhaft aufgehalten werden. Einige Expertinnen und Experten kritisieren daher, dass diese Therapien öffentlich als Durchbruch dargestellt werden, obwohl ihr Nutzen klinisch für den einzelnen Menschen wahrscheinlich nur gering ist. Zudem wird von einigen Experten infrage gestellt, ob die Konzentration der Forschung auf Amyloid-Beta gerechtfertigt ist – denn Alzheimer ist eine vielschichtige Erkrankung, an der auch andere Mechanismen beteiligt sind: Entzündungsprozesse, gestörter Energiestoffwechsel, Tau-Proteinveränderungen oder Probleme bei der zellulären Reinigung (Autophagie).
Einige Fachleute fordern daher, die Forschung nicht zu stark auf Amyloid zu fokussieren, sondern alternative Erklärungsansätze wieder stärker zu verfolgen. Dies sei notwendig, um langfristig wirksamere und sicherere Therapien zu entwickeln.

Rückgang des Gehirnvolumens

Aktuelle Studien zeigen darüber hinaus ein überraschendes Phänomen: Patientinnen und Patienten, die Anti-Amyloid-Antikörper erhalten, zeigen häufiger und schneller einen Rückgang des Gehirnvolumens als unbehandelte Personen. Diese sogenannte Atrophie ist normalerweise ein Zeichen von Neurodegeneration – also Zellverlust. In diesem Fall ist die Ursache aber unklar.

Einige Fachleute vermuten, dass die Therapie selbst indirekt für die Volumenverkleinerung verantwortlich sein könnte – etwa durch die Entfernung der Plaques, durch begleitende Entzündungsreaktionen oder Veränderungen im Hirnwasserfluss (Liquorzirkulation). Es wurde sogar der Begriff »amyloid-removal-related pseudoatrophy« vorgeschlagen, um auszudrücken, dass es sich womöglich um eine scheinbare, nicht krankhafte Volumenveränderung handelt. Noch ist unklar, ob diese Veränderungen tatsächlich ein Hinweis auf Schaden oder sogar ein indirektes Zeichen der Wirksamkeit sind.
Die Fachwelt diskutiert daher, ob und wie sich diese Volumenveränderungen auf die Symptome auswirken. Einige vermuten, dass bestimmte Hirnregionen wie der Hippocampus besonders empfindlich reagieren. Klar ist: Dieses Phänomen wirft neue Fragen zur Bewertung der Therapieeffekte auf, insbesondere in der Bildgebung. Wichtig ist, zwischen echter Neurodegeneration und therapiebedingten Veränderungen zu unterscheiden – was künftig vor allem in klinischen Studien und mit modernen Bildgebungsverfahren berücksichtigt werden muss.

Fazit

Die Behandlung mit Antikörpern ist ein bedeutender wissenschaftlicher Fortschritt, aber vielleicht noch kein Durchbruch in der praktischen Versorgung. Sie ist nur für einen kleinen Teil der Alzheimer-Patientinnen und -Patienten geeignet, mit hohem Aufwand verbunden, klinisch begrenzt wirksam und teils risikobehaftet. Damit diese Therapieformen sinnvoll eingesetzt werden können, braucht es eine sorgfältige Patientenauswahl, transparente Kommunikation über Nutzen und Risiken und eine integrative Forschungsstrategie.

in Registern beobachtet zu werden. Die Therapie wird als Infusion alle 2 Wochen für 18 Monate durchgeführt und es müssen im ersten Jahr mindestens 4 MRT-Kontrollen gemacht werden. Vor der Behandlung müssen Durchblutungsstörungen im Gehirn ausgeschlossen werden. Es muss durch neuropsychologische Tests und durch Biomarker belegt werden, dass eine milde Alzheimer-Erkrankung vorliegt.

Die europäische Arzneimittel-Agentur (EMA) hat ferner kürzlich trotz Sicherheitsbedenken entschieden, das Alzheimer-Medikament **Donanemab** zuzulassen. Die DGN kritisierte die vorherige Ablehnung. Sie weist darauf hin, dass Donanemab in Studien gezeigt hat, dass es den Krankheitsverlauf im Frühstadium verlangsamen kann – und dass die Risiken kontrollierbar seien.

ZUSAMMENFASSUNG

Medikamentöse Behandlung

Die medikamentöse Behandlung von Demenz hängt stark von der zugrunde liegenden Ursache ab. Während es für einige Formen, wie Alzheimer, spezifische Medikamente gibt, konzentriert sich die Behandlung anderer Formen, wie der autoimmunen Enzephalitis oder eines Vitaminmangels, darauf, die Ursache zu behandeln. Neue Ansätze mit Antikörpern bieten Hoffnung, befinden sich aber noch in der Entwicklung. Wichtig ist immer eine frühzeitige Diagnose, um die bestmögliche Therapie zu erhalten.

- Die medikamentöse Standardbehandlung der Kognition bei Demenz sind Acetylcholinesterase-Hemmer und Memantin.
- Ginkgo biloba könnte eine unterstützende Rolle bei der Behandlung von leichten bis mittelschweren Formen von Demenz spielen, indem es möglicherweise die Durchblutung im Gehirn fördert und antioxidative Effekte hat. Die wissenschaftliche Evidenz ist jedoch gemischt, und es sollte nicht als Ersatz für konventionelle medikamentöse Therapien betrachtet werden. Wenn Ginkgo verwendet wird, sollte dies immer in Absprache mit einem Arzt bzw. einer Ärztin geschehen, um mögliche Wechselwirkungen oder Nebenwirkungen zu vermeiden.
- Wichtig ist auch, dass Erkrankungen wie Diabetes und Bluthochdruck gut behandelt werden, da sie mit Demenz in Zusammenhang stehen
- Die Antikörper sind in Deutschland für weniger fortgeschrittene Stadien von Alzheimer nun verfügbar. Wegen Risiken der Hirnschwellung und Hirnblutung kommen sie aber zunächst unter Auflagen zum Einsatz. Dazu gehören eine genetische Untersuchung auf die ApoE-Konstellation und regelmäßige MRT-Kontrollen.
- Eine Depression kann eine Demenz vortäuschen, verschleiern oder verstärken. Auch daran sollte gedacht werden.
- Gegen Unruhe gibt es gesonderte Medikamente.
- Auch an das Weglassen von Medikamenten muss gedacht werden. Bitte mit dem Arzt bzw. der Ärztin besprechen, ob es Substanzen gibt, die die Symptome verschlechtern.

Chronisch-entzündliche Formen der Demenz: Autoimmunenzephalitis

Die Autoimmunenzephalitis ist eine Erkrankung, bei der das Immunsystem fälschlicherweise das Gehirn angreift und dort Entzündungen verursacht, was zu demenzähnlichen Symptomen führen kann. Medikamente wie Kortikosteroide (z. B. Prednisolon) oder Immunsuppressiva (z. B. Azathioprin, Rituximab) werden verwendet, um das Immunsystem zu unterdrücken und die Entzündung im Gehirn zu reduzieren. In schweren Fällen kann das Blutplasma gefiltert werden (Plasmapherese), um die Autoantikörper zu entfernen, die das Gehirn angreifen.

Vitaminmangel-Demenz

Bestimmte Vitaminmängel, insbesondere ein Mangel an Vitamin B_{12}, können zu Demenz führen. Bei Vitamin-B_{12}-Mangel wird eine Supplementierung mit Vitamin B_{12} (oft als Injektion) verwendet, um den Mangel zu beheben und die Symptome zu verbessern. Dies ist eine der wenigen reversiblen Formen der Demenz, wenn sie rechtzeitig erkannt wird.

Vaskuläre Demenz

Die vaskuläre Demenz hat ihre Ursachen in Durchblutungsstörungen des Gehirns, die zu Infarkten und kleinen Schlaganfällen führen. Da keine Medikamente speziell zur Behandlung der vaskulären Demenz entwickelt wurden, zielt die Therapie darauf ab, weitere Gefäßschäden zu verhindern und Risikofaktoren wie Bluthochdruck, Diabetes, hohe Cholesterinwerte und Herz-Kreislauf-Erkrankungen zu behandeln. Hier kommen blutverdünnende Medikamente wie Acetylsalicylsäure zum Einsatz, die das Risiko von Schlaganfällen senken sollen, indem sie die Bildung von Blutgerinnseln verringern. Eine strikte Kontrolle von Bluthochdruck ist ebenfalls wichtig und erfolgt durch blutdrucksenkende Medikamente.

AKTIVIERENDE THERAPIEN

Demenz ist eine fortschreitende Erkrankung, die mit kognitiven, motorischen und alltagspraktischen Einschränkungen einhergeht. Neben medikamentösen Ansätzen gibt es eine Vielzahl an aktivierenden Therapien, die darauf abzielen, Betroffene in ihrer Selbstständigkeit zu unterstützen und ihre Lebensqualität zu verbessern.

In diesem Kapitel widmen wir uns therapeutischen Methoden, die das Gehirn und den Körper gezielt fordern und fördern. Dabei ist die hier gewählte Auswahl nicht als allumfassend zu sehen. Generell gibt es eine Vielzahl an aktivierenden Therapien, wie die Kunsttherapie, tiergestützte Therapien oder Reminiszenz-Therapien, welche gezielt das Altgedächtnis durch biografiebezogenes Arbeiten aktivieren.

Die aktuelle S3-Leitlinie Demenzen (S. 59) weist beispielsweise auch darauf hin, dass Therapieformen wie Musiktherapie sinnvoll sein können. Dies kann sowohl persönlich präferierte Musik sein oder Musik, die man selbst produziert, in Form von Singen oder Musikinstrumente spielen. Die Leitlinie betont, dass Musiktherapie und auch Tanztherapie hilfreich bei depressiven Symptomen einer Demenz sein könnten. Sie können das Training auch spielerisch gestalten, indem Sie z. B. gemeinsam Volkslieder singen.

Die Auswahl der Therapieformen richtet sich mitunter nach den Krankheitsstadien. Laut der Leitlinie wird körperliche Aktivierung in allen Stadien der Demenz empfohlen, sofern es gesundheitlich möglich ist. Empfohlen wird eine Kombination aus **Krafttraining, funktionellem Training** (z.B. Gleichgewicht, Bewegungsabläufe) und Ausdauertraining (z.B. Gehen, Radfahren). Der größte Nutzen zeigt sich bei etwa 150 Minuten Bewegung pro Woche – angepasst an die körperlichen und geistigen Möglichkeiten der betroffenen Person. Das Training sollte möglichst von Physiotherapeut*innen, Bewegungstherapeut*innen oder Sporttherapeut*innen angeleitet werden.

Kognitive Verfahren, wie **kognitives Training** und **kognitive Stimulation**, werden für

Personen mit leichten kognitiven Störungen (MCI) oder leichter bis mittelschwerer Demenz empfohlen. Diese Methoden zielen darauf ab, geistige Fähigkeiten zu fördern und den Krankheitsverlauf positiv zu beeinflussen. Kognitives Training beinhaltet das gezielte Üben spezifischer kognitiver Funktionen durch Aufgaben, einzeln oder in Gruppen. Individuell angepasste Trainings sind dabei effektiver als standardisierte Programme. Es ist wichtig, ein angemessenes Trainingsniveau zu wählen, da häufigeres Training nicht zwangsläufig bessere Ergebnisse liefert.

Kognitive Stimulation zielt auf eine breite Aktivierung kognitiver Funktionen ab und wird oft in Gruppen angeboten, wobei der Fokus auf sozialer Interaktion liegt. Beispiele hierfür sind Orientierung, Körperwahrnehmung, Reminiszenztherapie oder Haushaltsaktivitäten. Diese Maßnahmen werden typischerweise von Pflegekräften, ergotherapeutischen oder sozialpädagogischen Fachkräften durchgeführt.

Ein besonderer Fokus liegt in unserer Auswahl auf modernen, teils technologiegestützten Ansätzen, die in den letzten Jahren immer stärker in den therapeutischen Alltag Einzug gehalten haben. Digitale Anwendungen, Virtual-Reality-gestützte Therapien und computergestütztes Training eröffnen neue Möglichkeiten, individuell auf die Bedürfnisse von Menschen mit Demenz einzugehen und das Training noch effektiver zu gestalten.

Wir stellen in diesem Kapitel drei zentrale Bereiche der aktivierenden Therapie vor:

- **kognitives Training/neuropsychologische Therapie:** Diese Methoden fördern Denkprozesse, Gedächtnisleistungen und Problemlösungsstrategien, um die geistige Leistungsfähigkeit möglichst lange zu erhalten.
- **Ergotherapie:** Sie unterstützt Betroffene dabei, alltagspraktische Fähigkeiten zu bewahren oder wiederzuerlangen und die Selbstständigkeit im täglichen Leben zu stärken.
- **Physiotherapie:** Bewegung und gezieltes körperliches Training helfen, Mobilität und Gleichgewicht zu verbessern, Stürze zu vermeiden und die allgemeine Fitness zu erhalten.

Aktivierende Therapien können den Krankheitsverlauf nicht aufhalten, aber sie leisten einen wertvollen Beitrag zur Förderung der Selbstständigkeit, der mentalen Gesundheit und des allgemeinen Wohlbefindens. In den folgenden Abschnitten stellen wir verschiedene therapeutische Ansätze vor und zeigen auf, welche modernen Möglichkeiten es gibt, um Menschen mit Demenz bestmöglich zu unterstützen.

Kognitives Training/ Neuropsychologie

Die Neuropsychologie ist ein interdisziplinäres Fachgebiet, das die Beziehung zwischen dem Gehirn und dem Verhalten untersucht und behandelt. Neuropsychologisches, kognitives Training soll die kognitive Leistungsfähigkeit steigern und kognitive Defizite mindern und somit die Lebensqualität verbessern. So ein Training kann ambulant durchgeführt werden oder im Rahmen einer Rehabilitation oder eines stationären Krankenhausaufenthaltes stattfinden. Wichtig ist, dass zunächst eine ausführliche neuropsychologische Diagnostik erfolgt, damit auf die individuellen kognitiven Defizite der betroffenen Person eingegangen werden kann.

Kognitives Training besteht aus Übungen und Interventionen, die darauf abzielen, kognitive Fähigkeiten wie Gedächtnis, Aufmerksamkeit, Problemlösung und exekutive Funktionen zu verbessern. Diese Übungen können einzeln oder in Gruppen durchgeführt werden und sind besonders wirksam, wenn sie individualisiert statt standardisiert gestaltet werden. Die Anpassung an die individuellen Fähigkeiten und Bedürfnisse der betroffenen Person führt zu besseren Ergebnissen. Es wird häufig in klinischen, pädagogischen und beruflichen Kontexten eingesetzt. Entscheidend ist, dass das Training an die individuellen Fähigkeiten und Bedürfnisse der betroffenen Person angepasst wird, da zu einfache Aufgaben unterfordern und zu schwierige frustrieren können. Mehr Training ist dabei nicht automatisch besser – es gilt, das richtige Maß an Herausforderung zu finden.

Durchgeführt wird kognitives Training in der Regel von (Neuro-)Psycholog*innen, Ergotherapeut*innen, Ärzt*innen oder Sozialpädagog*innen. Ein zentraler Bestandteil ist die gemeinsame Festlegung von Zielen, die als kurze Aussagen definieren, welche Verhaltensweisen oder Aktivitäten verbessert oder erhalten werden sollen. Dabei empfiehlt es sich, 1–3 Ziele festzulegen, die spezifisch, messbar, erreichbar, angemessen und zeitgebunden sind. Diese individuelle Zielsetzung stellt sicher, dass das Training sinnvoll strukturiert ist und Fortschritte nachvollziehbar gemacht werden können. Neben der Förderung kognitiver Fähigkeiten trägt das Training auch zur Stärkung des Selbstvertrauens und zur Verbesserung der Alltagskompetenz bei. Methoden des kognitiven Trainings umfassen:

- Computerbasiertes Training, bei dem interaktive Programme spezifische kognitive Fähigkeiten durch wiederholte Übungen und Spiele trainieren
- sowie kognitive Verhaltenstherapie (CBT), die Techniken verwendet, um negative Denkmuster zu verändern und positive Denkstrategien zu fördern.
- Und auch traditionelle Papier-und-Bleistift-Übungen wie Rätsel und Gedächtnisspiele kommen zum Einsatz und finden Anwendung in Praxen, Rehabilitationszentren und Altenheimen.

▶ Wenn Sie Ihre Einkaufsliste unterteilen, können Sie sich die Lebensmittel leichter merken.

TIPP

Die magische Zahl Sieben

Die meisten Menschen können sich etwa sieben (plus oder minus zwei) Informationen gleichzeitig im Kurzzeitgedächtnis merken. Dies bedeutet, dass die Kapazität des Kurzzeitgedächtnisses begrenzt ist und typischerweise zwischen fünf und neun Informationseinheiten liegt. Das »magische Zahl-Sieben-Konzept« wurde von dem Psychologen George A. Miller 1956 vorgestellt und ist auch als »Millersche Zahl« bekannt.

Diese Erkenntnis führte zur Theorie, dass Menschen Informationen besser behalten können, wenn sie diese in kleinere, handhabbare Gruppen oder »Chunks« unterteilen. Dieses Prinzip des Chunkings erleichtert das Erinnern, indem es die Informationsmenge, die das Gedächtnis verarbeiten muss, reduziert. Dieses Wissen wird im Gedächtnistraining häufig umgesetzt. Um die begrenzte Kapazität des Kurzzeitgedächtnisses optimal zu nutzen, kann eine Einkaufsliste in verschiedene Kategorien unterteilt werden.

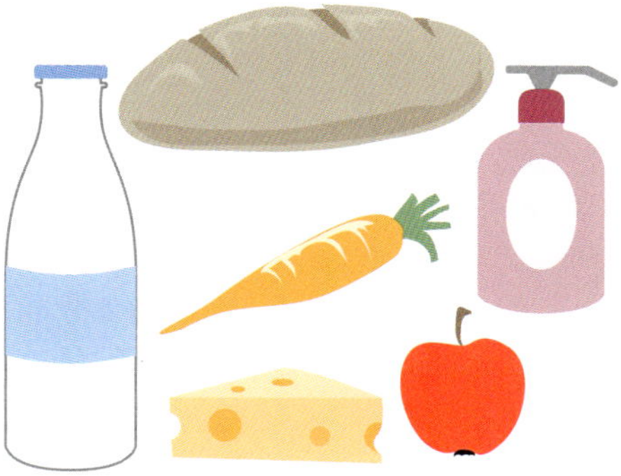

Einkaufsliste

Milch
Zahnpasta
Äpfel
Joghurt
Käse
Bananen
Brot
Shampoo
Seife
Croissants
Karotten
Brötchen

Teilen wir nun die Einkaufsliste in 4 verschiedene Kategorien auf:

- Milchprodukte
- Hygieneartikel
- Obst und Gemüse
- Backwaren

- **Milchprodukte:**

1. ....
2. ....
3. ....

- **Hygieneartikel:**

1. ....
2. ....
3. ....

- **Obst und Gemüse:**

1. ....
2. ....
3. ....

- **Backwaren:**

1. ....
2. ....
3. ....

Versuchen Sie nun zuerst, sich die Kategorien zu merken und dann die einzelnen 3 Lebensmittel pro Kategorie. Sie werden merken, dass es einfacher ist, sich 3 Lebensmittel pro Kategorie zu merken, als die ganze Einkaufsliste mit 12 Lebensmitteln.

Einige Übungen kann man kostenlos im Internet finden.

DAS ORIENTIERUNGSTRAINING zielt darauf ab, die Orientierung in Zeit, Raum und Person zu verbessern. Dies wird durch Übungen wie das Nutzen von Kalendern, Uhren und persönlichen Informationen unterstützt. Räumliche Übungen trainieren die Fähigkeit zur räumlichen Orientierung, indem Aufgaben wie das Auffinden von Orten oder das Navigieren in einer bekannten Umgebung gestellt werden.

SPRACH- UND KOMMUNIKATIONSÜBUNGEN sind ebenfalls ein wesentlicher Bestandteil des kognitiven Trainings. Hierzu gehören Wortfindungstraining, das die Verbesserung des Wortabrufs und der Sprachproduktion unterstützt, sowie Konversationstraining, das die Teilnahme an Gesprächen und die Kommunikationsfähigkeit fördert.

PROBLEMLÖSUNGS- UND ENTSCHEIDUNGSÜBUNGEN: Darüber hinaus beinhalten Problemlösungs- und Entscheidungsübungen Logik- und Denksportaufgaben wie Puzzles und Rätsel, die das logische Denken und die Problemlösungsfähigkeiten fördern. Auch alltagsrelevante Aufgaben wie das Planen von Einkäufen oder das Zubereiten von Mahlzeiten werden geübt, um die Alltagskompetenz zu stärken.

Virtual Reality

Eine innovative Möglichkeit, Alltagskompetenzen in einem sicheren und geschützten Raum zu trainieren, ist Virtual Reality (VR). VR-Training ist ein spannender neuer Ansatz im Bereich der virtuellen Realität, der sich besonders gut für

▼ Mit Hilfe von Virtual Reality können individuelle und spielerische Übungen gemacht werden.

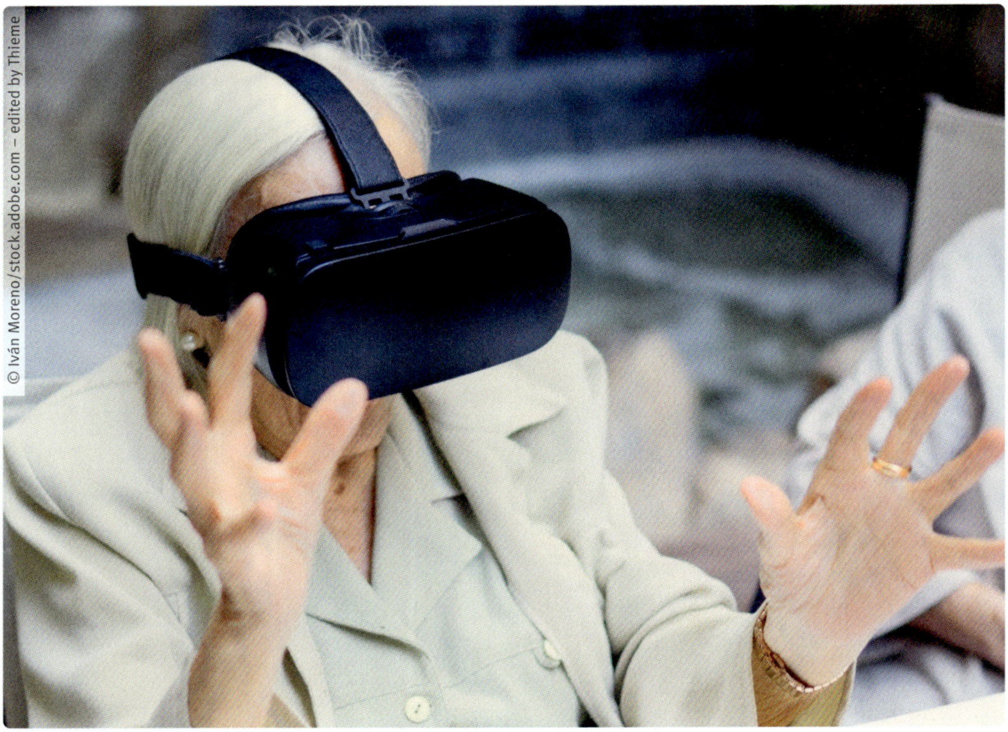

© Iván Moreno/stock.adobe.com – edited by Thieme

die Rehabilitation und das Gedächtnistraining eignet. VR bietet eine spielerische Umgebung, in der die übende Person mithilfe von VR-Headsets Übungen absolviert, die an die individuelle neurologische und physische Situation angepasst sind. Die Übungen sind oft spielerisch gestaltet und zielen darauf ab, das Gehirn und den Körper gleichzeitig zu trainieren.

Beispielsweise gibt es ein Tool in Virtual Reality, bei dem die Person in einer Küche steht und einfache Aufgaben erledigen soll, wie ein Rezept nachzukochen. Der Patient bzw. die Patientin sitzt dabei an einem Tisch mit der Virtual-Reality-Brille vor Augen, die einen kleinen Bildschirm enthält. Die Person hat ein 360-Grad-Blick und kann mit der virtuellen Realität agieren, als wäre diese ein echter Raum. VR bietet eine gute Gelegenheit, in der Therapie alltagsbezogene Aufgaben zu üben. Es gibt auch Systeme bei denen Training der Beweglichkeit (Fahrradfahren) mit Virtual Reality kombiniert wird. Zum Beispiel kann simuliert werden, dass durch eine bekannte Umgebung (Heimatstadt) gefahren wird.

Warum kognitives Training so wichtig ist

Kognitives Training kann in verschiedenen Settings durchgeführt werden, darunter Einzeltraining, Gruppentraining und Heimübungen. Einzeltraining bietet individuelle Sitzungen, die auf die spezifischen Bedürfnisse und Fähigkeiten der Person abgestimmt sind. Gruppentraining fördert soziale Interaktionen und ermöglicht gemeinsame Übungen. Heimübungen können zu Hause durchgeführt werden, oft unterstützt durch Familienangehörige oder Pflegekräfte.

Kognitives Training spielt eine wichtige Rolle in der Neurorehabilitation, indem es Betroffene nach Hirnverletzungen oder bei neurodegenerativen Erkrankungen unterstützt, kognitive Funktionen wiederherzustellen. Mitunter dient es auch der Prävention und der Verzögerung kognitiver Beeinträchtigungen. Studien haben gezeigt, dass kognitives Training positive Effekte auf die kognitive Leistungsfähigkeit haben kann, insbesondere wenn es regelmäßig und langfristig durchgeführt wird. Ziel des kognitiven Trainings bei Demenz ist es, kognitive Funktionen wie Gedächtnis, Aufmerksamkeit, Sprache und exekutive Funktionen zu stärken. Gleichzeitig soll es dazu beitragen, die Alltagskompetenzen der Betroffenen zu fördern, damit sie so lange wie möglich selbstständig bleiben können. Darüber hinaus tragen positive Erlebnisse und Erfolgserlebnisse während der Übungen zur emotionalen Stabilität und Lebensqualität bei.

Während die Neuropsychologie das Verständnis der zugrunde liegenden neuronalen Mechanismen und deren Auswirkungen auf kognitive Funktionen vorantreibt, bietet kognitives Training praktische Ansätze zur Verbesserung und Erhaltung dieser Funktionen. Diese Therapie trägt somit wesentlich zur Förderung der mentalen Gesundheit und der Lebensqualität bei.

TIPP

Eine neuropsychologische Praxis finden

Eine ambulante neuropsychologische Praxis zu finden ist gar nicht so leicht. Die Gesellschaft für Neuropsychologie (GNP) stellt daher eine Liste auf ihrer Website (S. 159) zur Verfügung, damit man sich eine passende Praxis in Wohnortnähe anzeigen lassen kann. Bei zertifizierten Neuropsychologen und Neuropsychologinnen mit Kassensitz wird das kognitive Training oft von der Krankenkasse übernommen. In anderen Einrichtungen wird das kognitive Training als IGEL-Leistung, also als Selbstzahlerleistung, angeboten.

Kognitives Training ist ein anerkanntes kognitives Interventionsverfahren und wird in der S3-Leitlinie Demenzen zur Verbesserung der kognitiven Funktionen empfohlen. Allerdings ist die wissenschaftliche Datenlage dazu begrenzt, da viele Studien nur eine geringe methodische Qualität aufweisen. Daher wird der positive Effekt auf die Kognition als möglich, aber nicht eindeutig belegt eingestuft. Entsprechend spricht die Leitlinie keine starke Empfehlung aus, sondern sieht kognitives Training als eine sinnvolle, aber optionale Maßnahme, die individuell angepasst werden sollte.

Ergotherapie

Ergotherapie bei Demenz ist eine therapeutische Intervention, die darauf abzielt, die Lebensqualität von Menschen mit Demenz zu verbessern und ihre Selbstständigkeit im Alltag so lange wie möglich zu erhalten. Ergotherapie kann dazu beitragen, den Fortschritt der Symptome zu verlangsamen, und den Betroffenen dabei helfen, ihre Fähigkeiten und Fertigkeiten zu erhalten oder wiederzugewinnen.

Ein Hauptziel der Ergotherapie bei Demenz ist es, die Alltagskompetenzen der betroffenen Personen zu fördern. Dazu gehört die Unterstützung bei alltäglichen Aktivitäten wie Anziehen, Essen, Hygiene und Haushaltsführung. Dazu werden gemeinsam Strategien und Techniken entwickeln, die dabei helfen, diese Aufgaben trotz kognitiver Einschränkungen zu bewältigen. Dies kann beispielsweise die Einführung von Erinnerungsstrategien, die Verwendung von Hilfsmitteln oder die Anpassung der Umgebung beinhalten, um die Durchführung von Alltagsaktivitäten zu erleichtern.

Darüber hinaus konzentriert sich die Ergotherapie auf die Förderung kognitiver Fähigkeiten. Durch gezielte Übungen und Aktivitäten werden Gedächtnis, Aufmerksamkeit, Sprache und Problemlösungsfähigkeiten trainiert. Dies kann in Form von Spielen, Puzzles oder Aufgaben geschehen, die speziell darauf abzielen, bestimmte kognitive Funktionen zu stimulieren und zu stärken. Diese kognitiven Trainingsprogramme werden individuell an die Bedürfnisse und Fähigkeiten der betroffenen Person angepasst und können helfen, den kognitiven Abbau zu verlangsamen.

Ein weiterer wichtiger Aspekt der Ergotherapie bei Demenz ist die Unterstützung der sozialen Interaktion und Teilhabe. Menschen mit Demenz neigen dazu, sich sozial zurückzuziehen, was ihre Lebensqualität erheblich beeinträchtigen kann. Ergotherapeuten und Ergotherapeutinnen fördern die Teilnahme an sozialen Aktivitäten und Gruppenprogrammen, die darauf abzielen, soziale Fähigkeiten zu erhalten und zu verbessern. Dies kann durch die Organisation von gemeinsamen Aktivitäten, Gruppenspielen oder kreativen Projekten geschehen, die den sozialen Austausch und die Interaktion fördern.

Die Ergotherapie bezieht auch die Angehörigen und Pflegepersonen in den therapeutischen Prozess mit ein. Sie erhalten Schulungen und Beratung, wie sie den Alltag der Betroffenen besser unterstützen können. Dies umfasst Anleitungen zur Anpassung der häuslichen Umgebung, Tipps zum Umgang mit herausforderndem Verhalten und Strategien zur Förderung der Selbstständigkeit der betroffenen Person. Die Unterstützung der Angehörigen ist entscheidend, da sie einen großen Einfluss auf das Wohlbefinden und die Lebensqualität der Demenzkranken haben.

Physiotherapie

Physiotherapie bei Demenz ist eine therapeutische Intervention, die darauf abzielt, die körperliche Gesundheit und das allgemeine

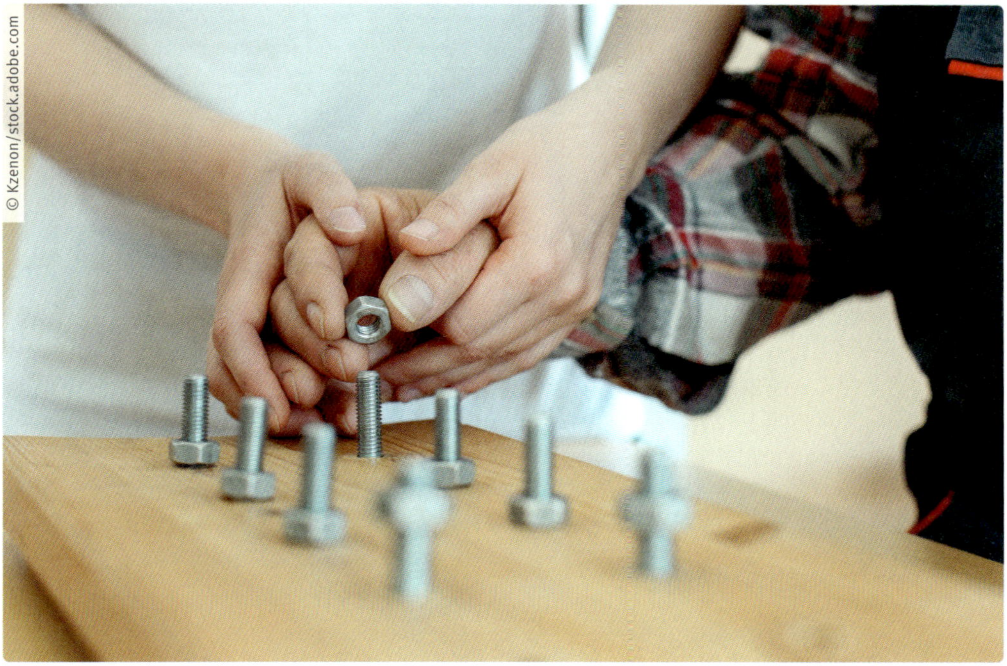
© Kzenon/stock.adobe.com

▲ In der Ergotherapie werden alltägliche feinmotorische Fertigkeiten trainiert.

▼ Die Ergotherapie beinhaltet auch die Anpassung der Umgebung zur Erleichterung des Alltags.

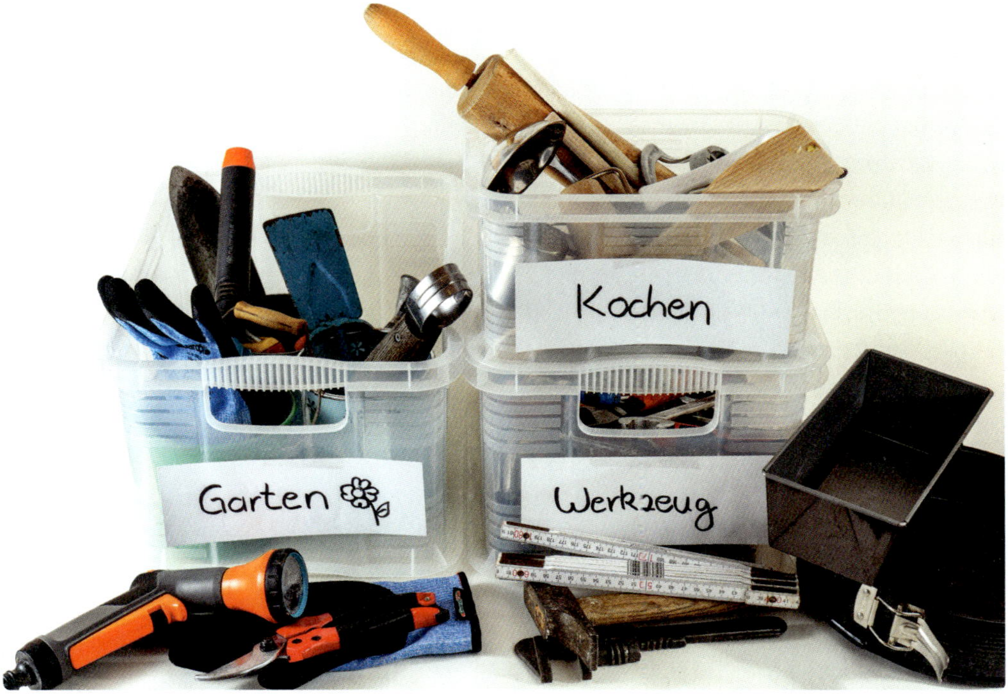

Wohlbefinden von Menschen mit Demenz zu verbessern. Demenz ist eine progressive Erkrankung, die nicht nur kognitive, sondern auch physische Fähigkeiten beeinträchtigen kann. Die Physiotherapie bietet eine Reihe von Techniken und Übungen, die speziell darauf ausgerichtet sind, die Mobilität, Balance, Kraft und Koordination der Betroffenen zu erhalten und zu verbessern.

Ein wesentliches Ziel der Physiotherapie bei Demenz ist die Erhaltung der Mobilität. Durch regelmäßige Bewegung und gezielte Übungen wird versucht, den Bewegungsradius der Demenzkranken zu erweitern oder zumindest zu erhalten. Es geht darum, die Muskelkraft zu stärken, die Flexibilität zu verbessern und die Ausdauer zu erhöhen. Dies kann helfen, die Selbstständigkeit der betroffenen Personen zu fördern und ihnen zu ermöglichen, alltägliche Aktivitäten wie Gehen, Treppensteigen oder das Aufstehen aus dem Sitzen besser zu bewältigen.

Auch in der Physiotherapie gibt es neue Techniken. So gibt es beispielsweise ein System, das übenden Personen ermöglicht, mit einem Beintrainer durch alte Städte oder Naturorte zu fahren. An dem Beintrainer befindet sich ein Sensor, der die Geschwindigkeit erfasst. In derselben Geschwindigkeit fährt die übende Person in einem Video durch einen Ort ihrer Wahl. Besonders für die an Demenz Erkrankten ist dies ein schönes Erlebnis, durch die Heimatstadt zu fahren oder alte Urlaubsorte zu besuchen.

Ein weiteres zentrales Ziel ist die Verbesserung des Gleichgewichts und der Koordination. Menschen mit Demenz haben ein erhöhtes Risiko für Stürze, was zu schweren Verletzungen führen kann. Spezielle Gleichgewichtsübungen und Koordinationstraining dienen dazu, dieses Risiko zu minimieren. Durch Übungen wie das Balancieren auf einem Bein, das Gehen auf einer Linie oder das Überqueren von Hindernissen kann das Sturzrisiko reduziert werden.

Darüber hinaus spielt die Physiotherapie eine wichtige Rolle bei der Schmerzbehandlung. Viele Menschen mit Demenz leiden unter chronischen Schmerzen, die durch Arthritis, Muskelschwäche oder andere körperliche Beschwerden verursacht werden. Techniken wie Massage, manuelle Therapie und spezielle Bewegungsübungen dienen dazu, Schmerzen zu lindern und die Lebensqualität zu verbessern.

Physiotherapie kann dazu beitragen, die psychische Gesundheit und das emotionale Wohlbefinden zu fördern. Körperliche Aktivität hat nachweislich positive Effekte auf die Stimmung und kann Symptome von Depressionen und Angstzuständen lindern. Zudem bieten physiotherapeutische Sitzungen eine Struktur und Routine, die für Menschen mit Demenz beruhigend sein kann.

Last but not least hat Bewegung auch einen direkten Einfluss auf die kognitive Hirnleistungsfähigkeit. Darauf wird im Kapitel zur Bewegung (S. 79) noch eingegangen.

Ein typisches Beispiel für eine physiotherapeutische Intervention könnte ein individuell angepasstes Übungsprogramm sein, das Krafttraining, Dehnübungen und Balanceübungen umfasst. Dazu können auch allgemein Aktivitäten wie Gehen, Tanzen oder leichte Aerobic-Übungen kommen, um die allgemeine Fitness zu verbessern. Diese Übungen werden oft in einer sicheren Umgebung durchgeführt, um das Vertrauen der Demenzkranken zu stärken.

Auch zusätzliche physiotherapeutische Beratung der Angehörigen ist sinnvoll, damit diese Anleitungen erhalten, wie sie zu Hause unterstützen und welche Übungen sie gemeinsam durchführen können, um die Therapieziele zu erreichen. Einige Ideen und einfache Übungsbeispiele nennen wir Ihnen später (S. 81). Diese Zusammenarbeit ist entscheidend dafür, einen kontinuierlichen Fortschritt sicherzustellen und die häusliche Pflege zu optimieren.

ZUSAMMENFASSUNG

Aktivierende Therapien sind ein wichtiger Baustein der Demenzbehandlung

Kognitives Training/ Neuropsychologie

Die Neuropsychologie untersucht die Verbindung zwischen Gehirn und Verhalten und bietet gezielte Therapieansätze zur Förderung kognitiver Fähigkeiten. Kognitives Training ist eine bewährte Methode, um Gedächtnis, Aufmerksamkeit, Problemlösung und Sprachfähigkeiten zu stärken. Es kann ambulant, in der Rehabilitation oder im Krankenhaus durchgeführt werden, basierend auf einer vorherigen neuropsychologischen Diagnostik, die individuelle Defizite erfasst.

Zu den Methoden gehören computerbasiertes Training, kognitive Verhaltenstherapie sowie klassische Papier-und-Bleistift-Übungen. Inhalte des Trainings umfassen Orientierungstraining, das Zeit- und Raumorientierung verbessert, Sprach- und Kommunikationsübungen, die Wortfindung und Gesprächsführung fördern, sowie Problemlösungs- und Entscheidungsaufgaben, die alltagsnahe Denkprozesse stärken.

Das Training kann in Einzel- oder Gruppensettings erfolgen und wird zunehmend durch digitale Anwendungen ergänzt. Besonders bei Demenz kann es helfen, kognitive Funktionen und Alltagskompetenzen so lange wie möglich zu erhalten. Regelmäßiges und langfristiges Training hat nachweislich positive Effekte auf die geistige Leistungsfähigkeit und kann zur emotionalen Stabilität und Lebensqualität beitragen.

Ergotherapie

Ergotherapie bei Demenz ist eine ganzheitliche und patientenzentrierte Intervention, die darauf abzielt, die Selbstständigkeit und Lebensqualität von Menschen mit Demenz zu fördern. Durch die Unterstützung bei alltäglichen Aktivitäten, das Training kognitiver Fähigkeiten, die Förderung sozialer Interaktionen und die Einbindung von Angehörigen trägt die Ergotherapie dazu bei, den Fortschritt der Demenzsymptome zu verlangsamen und den Betroffenen ein möglichst erfülltes Leben zu ermöglichen.

Physiotherapie

Physiotherapie bei Demenz spielt eine wichtige Rolle dabei, die körperliche und geistige Gesundheit der Betroffenen zu unterstützen. Durch gezielte Übungen und Techniken hilft die Physiotherapie, die Mobilität zu erhalten, das Gleichgewicht zu verbessern, Schmerzen zu lindern und das allgemeine Wohlbefinden zu fördern. Sie bietet den betroffenen Personen nicht nur physische, sondern auch psychische Vorteile und trägt dazu bei, ihre Lebensqualität so lange wie möglich zu erhalten.

WAS BETROFFENE SELBST TUN KÖNNEN

Eine Demenzdiagnose bedeutet nicht, dass man der Erkrankung hilflos ausgeliefert ist. Es gibt viele Möglichkeiten, den Alltag aktiv zu gestalten und die eigene Lebensqualität so lange wie möglich zu erhalten. In diesem Kapitel stellen wir verschiedene Ansätze vor, die Betroffenen helfen können, Geist und Körper zu stärken. Dazu gehören moderne Apps, die zur Unterstützung der Gedächtnisleistung und der Alltagsorganisation beitragen, eine gezielte Ernährung, die das Gehirn optimal versorgt, sowie Bewegung, die nicht nur die körperliche Fitness erhält, sondern auch kognitive Funktionen fördern kann. Diese Maßnahmen sind keine Heilung, aber sie können dazu beitragen, den Krankheitsverlauf positiv zu beeinflussen und ein selbstbestimmtes Leben zu unterstützen.

Hilfreiche Apps

Aktuell gibt es eine wachsende Anzahl von Apps, die speziell für Menschen mit Demenz entwickelt wurden und auch für ihre Angehörigen und Pflegkräfte wertvolle Hilfsmittel sind. Diese Apps lassen sich grob in drei Kategorien einteilen: diagnostische Tools, Trainingsapps und unterstützende Anwendungen wie Neurofeedback. Jede dieser Kategorien bietet einen unterschiedlichen Ansatz zur Unterstützung und Verbesserung der Lebensqualität von Menschen mit Demenz. Nicht alle der genannten Verfahren sind wissenschaftlich ausreichend untersucht. Dennoch soll hier ein Überblick über dieses dynamische Feld gegeben werden.

Diagnostische Apps

In der Diagnostik kommen Apps wie »CogniFit« zum Einsatz, die verschiedene kognitive Tests anbieten, um frühe Anzeichen einer Demenz zu erkennen. Solche Tests beinhalten Gedächtnisübungen, Reaktionsschnelligkeitstests und Rätsel, die Hinweise auf die geistige Leistungsfähigkeit geben können. Diese Anwendungen sind kein Ersatz für eine ärztliche Diagnose, aber sie bieten eine erste Einschätzung und machen Veränderungen im Gedächtnis oder bei anderen kognitiven Funktionen sichtbar. Manche dieser Apps arbeiten auch mit künstlicher Intelligenz, um eine genauere Analyse zu ermöglichen. Auf diese Weise können Angehörige oder Pflegende frühzeitig Maßnahmen ergreifen und den Krankheitsverlauf besser beobachten.

Trainings-Apps zur Förderung der kognitiven Fähigkeiten

Trainings-Apps wie »Neuronation«, »CogThera«, »Memodio« oder »Lumosity« bieten spezielle Übungen an, die das Gehirn aktiv halten. Diese Apps enthalten unterschiedliche Spiele und Aufgaben, die Konzentration, Gedächtnis und logisches Denken fördern. Studien haben gezeigt, dass regelmäßiges Training der kognitiven Fähigkeiten das Gehirn tatsächlich länger fit halten kann. »Neuronation« beispielsweise ist eine App, die von Neuropsychologen und -psychologinnen entwickelt wurde und sich an die individuellen Fähigkeiten der Nutzenden anpasst. So kann gezielt etwa am Gedächtnis oder der Aufmerksamkeit gearbeitet werden. Diese App ist bereits als digitale Gesundheitsanwendung (DiGA) per Rezept für Menschen mit leichten kognitiven Beeinträchtigungen (MCI) verschreibbar (Ein aktuelles DiGA Verzeichnis befindet sich im Autorenkasten). Auch zur Überbrückung von Terminlücken bei neuropsychologischen Therapiesitzungen scheinen Apps sinnvoll. Ihr Nutzen bei Demenz wird derzeit in Studien untersucht. Trotz der hohen Nachfrage nach digitalen Trainingsprogrammen werden diese in der S3-Leitlinie Demenzen aufgrund der unzureichenden Studienlage nicht ausdrücklich empfohlen. Ein gesundheitliches Risiko durch die Nutzung solcher Apps besteht jedoch nicht. Experten raten dazu, die tägliche Trainingsdauer auf maximal 1 Stunde zu begrenzen, um Überforderung zu vermeiden und die Motivation aufrechtzuerhalten.

Unterstützende Technologien

Neben den diagnostischen und Trainings-Apps gibt es Anwendungen, die den Alltag von Menschen mit Demenz erleichtern und ihnen eine gewisse Unabhängigkeit zurückgeben sollen. So helfen Erinnerungs-Apps wie »MyTherapy« bei der Medikamenteneinnahme oder erinnern an wichtige Termine. Kommunikations-Apps wiederum bieten einfache Funktionen für Text- und Bildnachrichten, die auch Menschen mit eingeschränktem Erinnerungs- oder Verständnisvermögen leicht bedienen können.

NEUROFEEDBACK ist ein weiterer Ansatz, der bei Demenz zunehmend an Bedeutung gewinnen könnte, aber noch weiter erforscht werden muss. Neurofeedback-Apps wie »Brain GoMo« und -Geräte messen die Gehirnaktivität und geben den Nutzenden visuelles oder akustisches Feedback, um bestimmte Gehirnzustände zu verbessern. Dabei wird etwa die Konzentration oder Entspannung gefördert, was indirekt auch der Gehirngesundheit zugutekommt. Neurofeedback kann dabei helfen, Stress zu reduzieren und die allgemeine Lebensqualität zu steigern. Eine bekannte App in diesem Bereich ist »Muse«, die in Kombination mit einem Stirnband arbeitet, um die Gehirnströme zu messen und entsprechende Entspannungsübungen anzubieten. Es ist allerdings umstritten, ob die Signale, die die App aufnimmt, ausreichende Qualität haben, um mit professionellen Neurofeedback-Geräten, die ärztlich oder therapeutisch verwendet werden, verglichen werden zu können.

Bewegung

Bewegung ermöglicht es Menschen mit Demenz, Körperlichkeit als sensorischen Stimulus zu erfahren, indem sie taktile, propriozeptive

ZUSAMMENFASSUNG

Apps für Menschen mit Demenz

Zusammenfassend lässt sich sagen, dass digitale Tools wie diagnostische und Trainings-Apps, Neurofeedback und Alltagshilfen bei der Begleitung von Menschen mit Demenz eine Rolle spielen können. Sie unterstützen dabei, geistige Fähigkeiten länger zu erhalten, Symptome zu verlangsamen und den Alltag besser zu bewältigen. Dennoch sind sie Ergänzungen und keine Alternative zur medizinischen Betreuung – können aber für Angehörige und Pflegende eine wertvolle Ergänzung im Umgang mit der Erkrankung bieten. Beispiele sind:

- diagnostische Tools, die bei der Früherkennung von Demenz unterstützen
- Trainings-Apps zur Förderung von Gedächtnis und kognitiven Fähigkeiten

und vestibuläre Reize wahrnehmen, was zur Orientierung, Selbstwahrnehmung und emotionalen Stabilität beitragen kann. Darüber hinaus hat Bewegung viele positive Aspekte.

Bewegung ist einer der effektivsten Lebensstilfaktoren, die das Risiko einer Demenzerkrankung reduzieren und den Krankheitsverlauf bei Betroffenen verlangsamen. Zahlreiche Studien belegen, dass körperliche Aktivität eine positive Wirkung auf die Gehirngesundheit hat, indem sie den Blutfluss und die Versorgung des Gehirns mit Sauerstoff und Nährstoffen fördert. Regelmäßige Bewegung unterstützt die neuroplastischen Fähigkeiten des Gehirns – also seine Fähigkeit, sich neu zu organisieren und neuronale Verbindungen anzupassen. Dadurch können Gedächtnis- und Lernprozesse angeregt und die kognitiven Funktionen gestärkt werden. Gerade im Alter kann ein aktiver Lebensstil dazu beitragen, das Gehirn »fit« zu halten und degenerative Prozesse zu verlangsamen. Besonders wirksam für die Demenzprävention sind moderate Ausdauersportarten wie zügiges Gehen, Schwimmen, Radfahren oder Tanzen, die zwei- bis dreimal pro Woche ausgeübt werden sollten.

Für Menschen, die bereits an Demenz erkrankt sind, ist Bewegung ebenfalls ein wichtiges Mittel, den Krankheitsverlauf positiv zu beeinflussen und die Lebensqualität zu verbessern. Physische Aktivität kann Symptome wie Antriebslosigkeit, Unruhe und sogar depressive Verstimmungen mildern, die oft mit der Krankheit einhergehen. Zudem fördert Bewegung den Muskelaufbau und die allgemeine körperliche Fitness, wodurch die Selbstständigkeit und Mobilität der Betroffenen länger erhalten bleiben können. Studien zeigen auch, dass gezielte Bewegungsprogramme bei Demenzpatienten helfen, die motorischen Fähigkeiten zu verbessern und das Sturzrisiko zu senken. Die besten Erfolge wurden mit Bewegungseinheiten erzielt, die sowohl Koordination als auch Kraft und Ausdauer fördern. Besonders beliebt sind beispielsweise Tanzprogramme und Übungen im Sitzen, die auch für weniger mobile Patienten geeignet sind.

Darüber hinaus hat Bewegung eine stressregulierende Wirkung, die für Menschen mit Demenz von großem Nutzen ist. Körperliche Aktivität führt zur Ausschüttung von Endorphinen und kann Spannungen abbauen, wodurch sich die Stimmung oft verbessert und die innere Unruhe abnimmt. Ein strukturierter Tagesablauf mit regelmäßigen Bewegungseinheiten schafft zudem Sicherheit und Orientierung und kann Betroffenen helfen, sich in ihrer Umgebung wohler zu fühlen.

In der Prävention sowie Therapie von Demenz ist es entscheidend, ein individuell angepasstes Bewegungsprogramm zu wählen, das den körperlichen Zustand und die persönlichen Vorlieben der Betroffenen berücksichtigt. Dabei kann es sinnvoll sein, Bewegung mit kognitiv anregenden Aktivitäten zu kombinieren, um zusätzliche positive Effekte auf das Gehirn zu erzielen. Beispielsweise kann ein Spaziergang mit Gedächtnisübungen kombiniert werden, indem Betroffene Dinge nennen, die sie während des Spaziergangs wahrnehmen. Dies fördert nicht nur die körperliche, sondern auch die geistige Aktivität und kann die sozialen Kontakte fördern, was zusätzlich zur Stärkung der geistigen Fähigkeiten beiträgt.

Zusammengefasst kann regelmäßige Bewegung sowohl in der Prävention als auch in der Therapie von Demenz eine erhebliche positive Wirkung entfalten. Sie fördert die Gehirnaktivität, stärkt die körperliche Fitness und verbessert die emotionale Verfassung. In Kombination mit anderen Lebensstilfaktoren wie einer ausgewogenen Ernährung und sozialer Aktivität trägt Bewegung dazu bei, das Risiko einer Demenzerkrankung zu mindern und das Fortschreiten der Krankheit bei Betroffenen zu verlangsamen.

Einfache Bewegungsübungen für zu Hause

Körperliche Bewegung spielt eine zentrale Rolle für die Gesundheit von Menschen im Allgemeinen. Sie trägt nicht nur zur Erhaltung der körperlichen Fitness bei, sondern kann auch das Risiko für Stürze senken. Gerade im höheren Alter treten Stürze häufiger auf und können schwerwiegende Folgen haben, darunter Verletzungen, Mobilitätsverlust und eine Verschlechterung des allgemeinen Gesundheitszustands.

Studien zeigen, dass gezieltes körperliches Training die Sturzhäufigkeit bei Menschen mit Demenz reduzieren kann. Darüber hinaus gibt es Hinweise auf weitere positive Effekte, etwa eine verbesserte Beweglichkeit, ein besseres Gleichgewicht und möglicherweise auch kognitive Vorteile. Idealerweise sollten diese Übungen von einer physiotherapeutischen, bewegungstherapeutischen oder sporttherapeutischen Fachkraft angeleitet werden.

Da regelmäßige Aktivität jedoch auch im häuslichen Umfeld wichtig ist, haben wir in diesem Kapitel einfache und alltagstaugliche Übungen zusammengestellt. Diese lassen sich teilweise auch ohne spezielle Hilfsmittel oder

ZUSAMMENFASSUNG

Bewegung als Schlüssel zur Demenzprävention und -Behandlung

- Bewegung fördert die Durchblutung und die Sauerstoffversorgung des Gehirns.
- Bewegung unterstützt das Gedächtnis und stärkt die kognitiven Fähigkeiten.
- Bewegung hilft, Symptome wie Unruhe, Depression und Antriebslosigkeit zu lindern.

Ideal sind 2–3-mal pro Woche Ausdauersport wie Gehen, Schwimmen, Radfahren oder Tanzen.

EXTRA-TIPP: Bewegung mit Gedächtnisübungen kombinieren → doppelte Wirkung für Körper und Geist!

professionelle Anleitung durchführen, sodass Bewegung auch zu Hause gefördert werden kann.

Die wissenschaftliche Grundlage für die Bedeutung körperlicher Aktivität bei Demenz liefern aktuelle Studien sowie die S3-Leitlinie Demenzen (S. 59). Diese bewerten die Evidenz für positive Effekte auf die Alltagsfunktionen und kognitive Leistungsfähigkeit als begrenzt, da es bislang nur wenige größere Studien gibt. Dennoch hat körperliches Training positive Auswirkungen auf die allgemeine körperliche Fitness und Depression, was auch für Menschen mit Demenz oder leichter kognitiver Beeinträchtigung von Bedeutung ist.

Heimtrainer für Bewegung im Sitzen

Bewegung ist wichtig für die körperliche und geistige Gesundheit – auch für Menschen mit Demenz. Ein Pedaltrainer oder Mini-Heimtrainer ist eine großartige Möglichkeit, sich regelmäßig zu bewegen, ohne das Haus verlassen zu müssen. Besonders praktisch: Das Training kann ganz entspannt beim Fernsehen, beim Hören von Musik oder während einer Unterhaltung erfolgen! Es können außerdem die Beine oder die Arme trainiert werden.

Ein **Pedaltrainer** ist ein kleines, tragbares Gerät mit Pedalen, das auf den Boden oder einen Tisch gestellt wird. Es ermöglicht einfache Bewegungen, die Arme oder Beine sanft trainieren, ohne das Gleichgewicht zu fordern.

▼ Mit einem Pedaltrainer kann z. B. vor dem Fernseher trainiert werden.

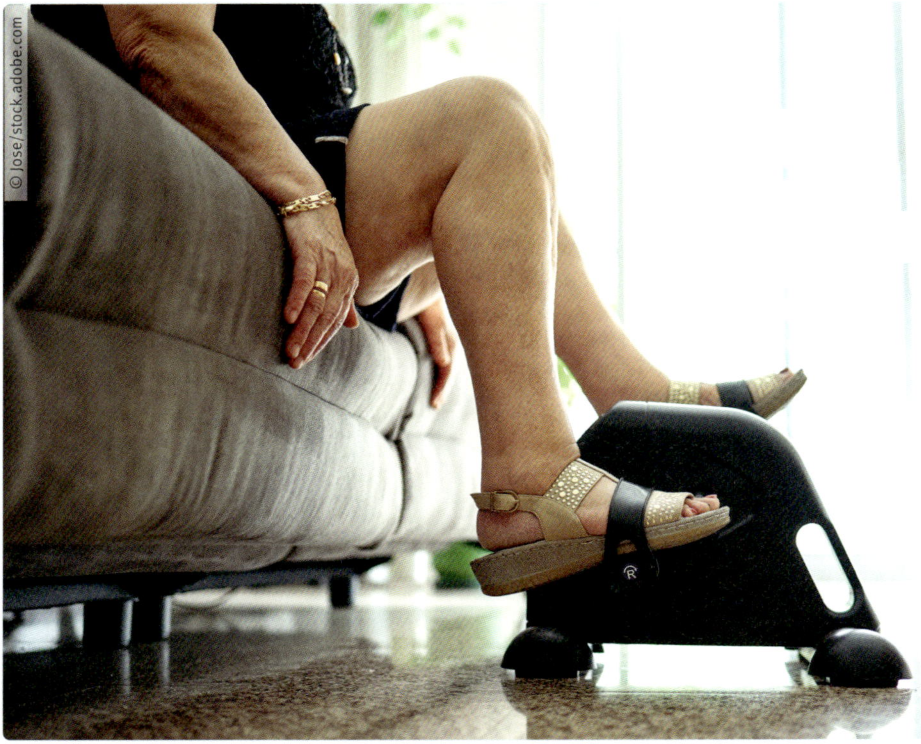
© Jose/stock.adobe.com

Wie funktioniert das Training?

- Für die Beine: Setzen Sie sich bequem auf einen Stuhl oder Sessel, stellen Sie Ihre Füße auf die Pedale und treten Sie in die Pedale, als würden Sie Fahrrad fahren.
- Für die Arme: Stellen Sie den Heimtrainer auf einen Tisch, legen Sie Ihre Hände auf die Pedale und drehen Sie sie langsam vorwärts oder rückwärts.

Nebenbei trainieren

- Beim Fernsehen – Bewegung, ohne auf die Lieblingssendung zu verzichten!
- Beim Musikhören – im eigenen Rhythmus trainieren.
- Beim Telefonieren – sanfte Bewegung, die nebenbei passiert.

Die Vorteile eines Heimtrainers für Menschen mit Demenz

- Fördert die Durchblutung – besserer Sauerstofftransport ins Gehirn.
- Schont die Gelenke – sanfte Bewegung ohne Belastung.
- Steigert die Muskelkraft – reduziert das Sturzrisiko.
- Einfache Nutzung – keine komplizierte Bedienung notwendig.
- Routinen fördern – regelmäßige Bewegung hilft, den Alltag zu strukturieren.

Welche Modelle gibt es?

- Einfache Pedaltrainer: ohne Strom, mit einstellbarem Widerstand.
- Elektrische Pedaltrainer: unterstützt die Bewegung mit Motor – ideal für schwächere Muskeln.
- Modelle mit Display: zeigt Zeit, Kalorienverbrauch und Umdrehungen an.

Tischfußball-Übung für Feinmotorik und Koordination

Diese Übung ist ideal, um Hand-Auge-Koordination, Feinmotorik und kognitive Fähigkeiten zu fördern. Sie macht Spaß und kann zu zweit oder in der Gruppe durchgeführt werden. Sie benötigen einen leeren Tisch sowie einen kleinen, weichen Ball (z. B. Tischtennisball, Softball oder Filzball)

Anleitung

1. Setzen Sie sich mit einer anderen Person gegenüber an einen Tisch.
2. Legen Sie den Ball in die Mitte des Tisches.
3. Nutzen Sie nur die Hände, um den Ball sanft hin und her zu schieben – wie beim Tischfußball.
4. Ziel: Der Ball soll in Bewegung bleiben, ohne dass er vom Tisch fällt.

Variationen

- Schwierigkeit anpassen: Eine Linie in die Mitte des Tisches legen – der Ball muss darüber gepasst werden.
- Mehrere Spieler: Zu dritt oder viert im Kreis um den Tisch spielen.
- Wortspiel einbauen: Jedes Mal, wenn der Ball berührt wird, ein Wort aus einer bestimmten Kategorie sagen (z. B. Obstsorten, Städtenamen nennen).

Vorteile dieser Übung

- Fördert die Hand-Auge-Koordination.
- Trainiert die Reaktionsfähigkeit.
- Verbessert die Feinmotorik.
- Kann soziale Interaktion stärken.
- Motivierend und unterhaltsam.

»Die große Zehenwanderung« – Balance & Beinmuskulatur

Sie benötigen ein Seil, ein langes Band oder eine gedachte Linie auf dem Boden.

Anleitung

1. Die Person stellt sich an den Startpunkt der Linie.
2. Nun setzt sie langsam einen Fuß genau vor den anderen (Zehen berühren die Ferse des anderen Fußes).
3. Ziel: Möglichst weit auf der Linie gehen, ohne das Gleichgewicht zu verlieren.
4. Falls nötig, kann eine Stuhllehne oder eine Wand zur Unterstützung genutzt werden.

Vorteile

- Verbessert das Gleichgewicht.
- Stärkt die Beinmuskulatur.
- Trainiert die Konzentration.

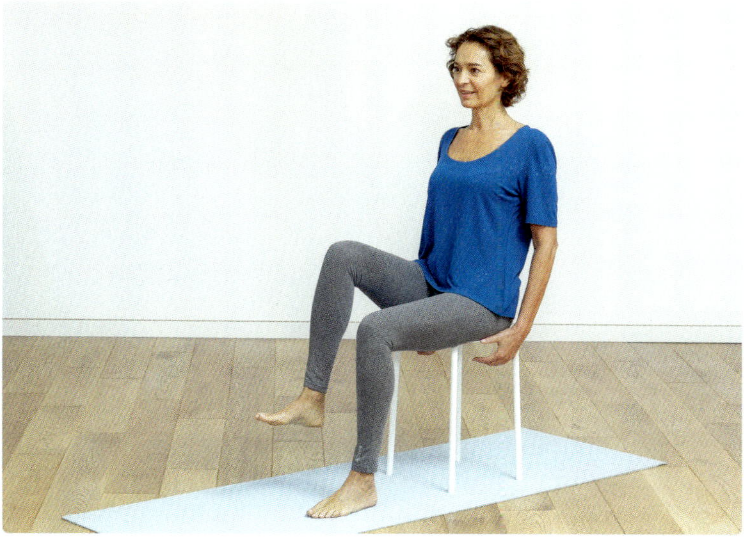

Training der Hüftbeuger

▶ Das Beinheben trainiert isoliert die Hüftbeuger.

Anleitung

1. Sie setzen sich auf einen Stuhl oder eine Bank mit rechtwinklig gebeugtem Hüft- und Kniegelenk.
2. Dann heben Sie wechselseitig einen Fuß um 5–10 cm vom Boden ab und halten diese Position für 30 Sekunden, bevor Sie auf das andere Bein wechseln.
3. Führen Sie diese Übung pro Seite dreimal aus und achten Sie dabei insbesondere auf einen geraden Rücken.

SÄTZE:	3
BELASTUNG:	30 Sekunden
PAUSE:	30 Sekunden

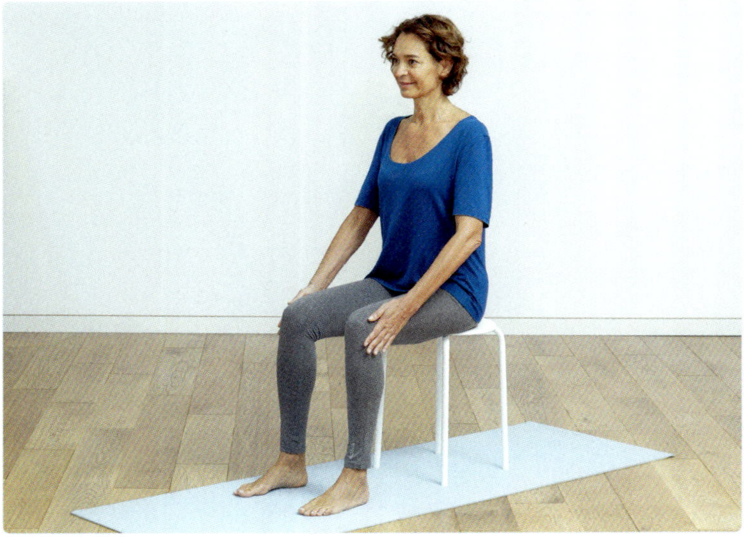

Training der Abduktoren

▶ Ist das Training in Seitenlage nicht gut möglich, gibt es auch die Möglichkeit, die Abduktoren mit der Übung Oberschenkelöffner bequem im Sitzen zu trainieren.

SÄTZE:	3
BELASTUNG:	30 Sekunden
PAUSE:	30 Sekunden

Anleitung

1. Sie setzen sich mit geradem Rücken auf den Rand eines Stuhls oder einer Bank. Die Beine sind rechtwinklig im Knie- und Hüftgelenk abgewinkelt und die Füße auf dem Boden abgestellt.
2. Bei hüftbreit geöffneten Oberschenkeln legen Sie die Hände auf die äußeren Oberschenkel. Der Oberkörper ist bei der Übung leicht nach vorne geneigt.
3. Sie versuchen jetzt, die Oberschenkel auseinanderzudrücken, während Sie mit den Händen dagegenhalten. Diese Position halten Sie für dreißig Sekunden pro Satz.

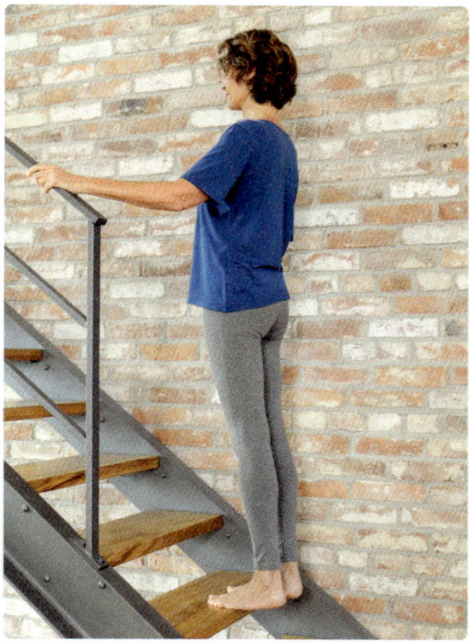

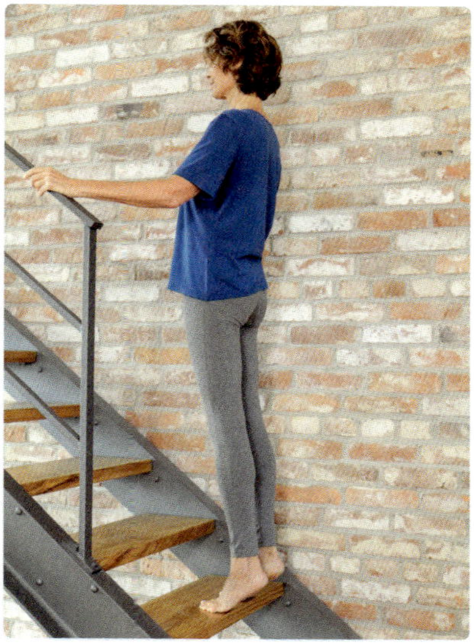

Training der Wadenmuskulatur

Die Wadenmuskulatur ist wichtig, um den Fuß abzusenken. Ohne eine funktionierende Wadenmuskulatur wäre ein Zehenspitzenstand nicht möglich. Aber die Wadenmuskeln unterstützen auch die Hüftbeugung und stabilisieren das Hüftgelenk, sodass ein Hüfttraining nicht auf die Wadenmuskulatur verzichten kann. Die Wadenmuskulatur wird als Musculus triceps surae (dreiköpfiger Wadenmuskel) bezeichnet und besteht aus drei Anteilen.

Anleitung

1. Sie stellen sich mit dem Vorfuß auf eine Stufe, sodass die Ferse in der Luft schwebt. Sollte Ihnen das zu kippelig sein, halten Sie sich dabei an der Wand fest.
2. Jetzt drücken Sie sich in den Zehnspitzenstand, wobei Sie ausatmen. Der Oberkörper ist dabei aufrecht und in Spannung.
3. Unter langsamer Einatmung senken Sie dann die Ferse ab, bis Sie ein Ziehen in der Wade verspüren.

SÄTZE:	3
WIEDERHOLUNG:	15
PAUSE:	30 Sekunden

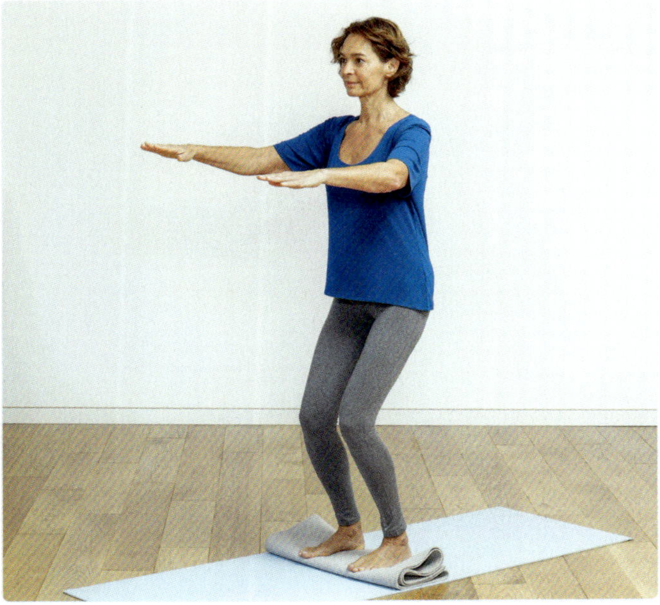

Wackelbrett

Für das Propriozeptionstraining eignet sich sehr gut ein instabiler Untergrund wie ein dickes Handtuch oder eine Schaumstoffmatte.

Anleitung

1. Diese Übung lässt sich allein oder zu zweit durchführen. Der Übende stellt sich auf den instabilen Untergrund und der Übungspartner stellt sich davor, sodass sich beide an den Handflächen berühren können.
2. Jetzt variiert der Partner den Druck an den Handflächen, sodass sich der Übende koordinativ darauf einstellen und ausrichten muss, um nicht die Balance zu verlieren.
3. Wird die Übung allein durchgeführt, balancieren Sie ihr Gleichgewicht mit ausgestreckten Armen und Blick nach vorne aus.

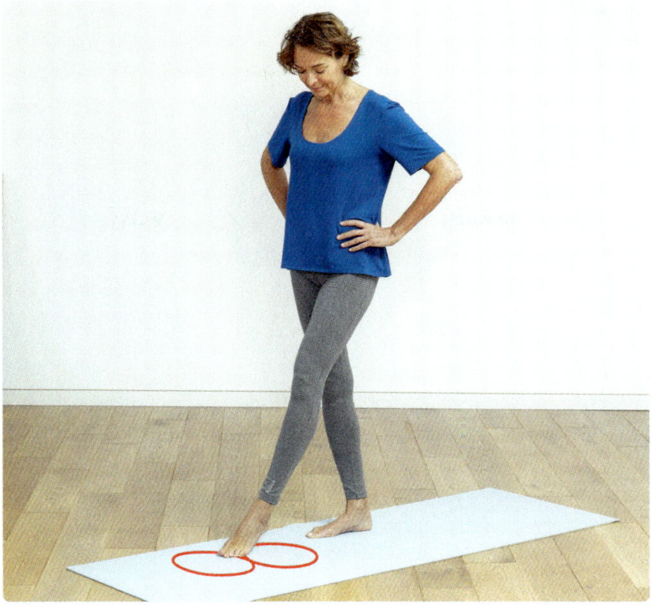

Zahlenmalen

Sie stehen auf einem Bein und malen mit dem anderen Bein eine Acht in die Luft. Sie werden sehen, dass diese Übung gar nicht so einfach ist. Dies ist eine gute Einsteigerübung für eine Verbesserung der Koordination.

Anleitung

1. Sie stehen fest auf einem Bein (Standbein) und bewegen das andere Bein (Spielbein) in Form einer Acht über den Boden.
2. Anfangs schauen Sie dabei noch auf den Boden, mit etwas Übung geht der Blick dann geradeaus und Sie stehen in entspannter, aber aufrechter Haltung.

Gesunde Ernährung

Eine ausgewogene Ernährung ist für die Förderung der Gehirngesundheit und die Prävention von Demenzerkrankungen von zentraler Bedeutung. Schon einfache Anpassungen im Speiseplan können helfen, das Risiko für kognitive Beeinträchtigungen im Alter zu senken. So spielen frisches Obst und Gemüse eine wichtige Rolle, insbesondere grünes Blattgemüse und Beeren, da sie reich an Antioxidanzien und Vitaminen sind, die das Gehirn vor oxidativem Stress schützen. Dieser Schutz vor Zellschäden ist bedeutsam, da oxidativer Stress mit zunehmendem Alter das Risiko für kognitive Erkrankungen wie Demenz erhöht. Neben Obst und Gemüse sind auch Vollkornprodukte und ballaststoffreiche Lebensmittel empfehlenswert, da sie helfen, den Blutzuckerspiegel stabil zu halten – ein Faktor, der in der Vorbeugung gegen Demenz eine Rolle spielen kann.

Auch gesunde Fette, insbesondere die in fettem Fisch vorkommenden Omega-3-Fettsäuren, wirken sich positiv auf die Gehirngesundheit aus. Diese Fettsäuren fördern die Funktion der Nervenzellen und wirken entzündungshemmend, was besonders wichtig ist, da chronische Entzündungen zu neurodegenerativen Erkrankungen beitragen können. Nüsse und Samen sind ebenfalls eine gute Quelle für gesunde Fette und sollten regelmäßig in den Speiseplan aufgenommen werden.

Darüber hinaus ist es sinnvoll, stark verarbeitete Lebensmittel und zuckerreiche Speisen zu meiden, da sie Entzündungsprozesse im Körper fördern können, die wiederum mit einem erhöhten Risiko für kognitive Beeinträchtigungen in Verbindung gebracht werden. Eine Ernährung mit hohem Anteil natürlicher und unverarbeiteter Lebensmittel ist daher empfehlenswert, auch da diese wichtige Vitamine, Mineralien und sekundäre Pflanzenstoffe enthalten.

MIND-Diät und Mittelmeer-Diät

Einige spezielle Diäten, wie die MIND-Diät und die Mittelmeer-Diät, die sich auf eine erhöhte Aufnahme von Obst, Gemüse, Fisch und ungesättigten Fetten konzentrieren, haben in Studien gezeigt, dass sie das Risiko für Demenzerkrankungen senken können. Diese Diäten können als Orientierung dienen, doch entscheidend ist weniger das Festhalten an einer spezifischen Diät als vielmehr eine allgemeine Ernährungsweise, die frische, nährstoffreiche und wenig verarbeitete Lebensmittel bevorzugt. Solche Ernährungsgewohnheiten, kombiniert mit einem aktiven Lebensstil und regelmäßiger geistiger und sozialer Beschäftigung, tragen maßgeblich dazu bei, das Risiko für Demenzerkrankungen zu mindern und die Lebensqualität im Alter zu erhöhen.

Die MIND-Diät steht für »Mediterranean-DASH Diet Intervention for Neurodegenerative Delay«. Sie ist eine Kombination aus der Mittelmeer-Diät und der DASH-Diät (Dietary Approaches to Stop Hypertension) und wurde speziell zur Förderung der Gehirngesundheit entwickelt. Einige Rezeptideen der Mittelmeer-Diät zur Anregung dürfen in diesem Buch natürlich auch nicht fehlen (S. 91).

Ballaststoffe, Präbiotika, Probiotika

Aktuelle Studien legen nahe, dass ältere Menschen, die täglich ein präbiotisches Ballaststoffpräparat einnehmen, bei Gedächtnistests besser abschneiden. Präbiotika sind spezielle Ballaststoffe, die das Wachstum nützlicher Darmbakterien (Probiotika) fördern. Auch da der Darm und das Gehirn über den Vagusnerv miteinander verbunden sind, kann eine gesunde Darmflora positive Auswirkungen auf die Gehirnfunktion haben. Die Studien legen nahe, dass eine erhöhte Ballaststoffzufuhr nicht nur die Darmgesundheit unterstützt, sondern auch das Gedächtnis und die Stimmung verbessern kann. Es wird empfohlen, täglich etwa 30 Gramm Ballaststoffe zu sich zu nehmen, die in Lebensmitteln wie Gemüse, Obst, Vollkornprodukten, Nüssen und Samen enthalten sind. Der folgende Beispielplan hilft Ihnen, die benötigte Menge zu erreichen und sowohl die Darm- als auch die Gehirngesundheit zu fördern:

- Zum Frühstück z.B. ein Beerenmüsli mit Heidelbeeren, Haferflocken, Leinsamen und Nüssen.
- Zum Mittag vorweg ein Rohkostsalat aus Möhren oder Roter Bete. Oder das Mittagessen besteht aus einem bunten Salatteller mit frischen Blattsalaten, Gemüse und Sprossen sowie verschiedenen Nüssen und Samen mit einem guten Öldressing. Auch lecker und ballaststoffreich: gedämpftes Gemüse mit Vollkornbeilage aus Dinkel, Quinoa, Hirse, Buchweizen o.Ä.
- Und zum Abendessen klassisches Abendbrot mit Vollkornbrot oder auch gerne eine leichte Gemüsemahlzeit- oder Suppe.

Was dem Gehirn guttut: Rezeptideen

Eine gesunde Ernährung spielt eine zentrale Rolle für das Wohlbefinden und die geistige Fitness – besonders bei Menschen mit Demenz. Studien legen nahe, dass bestimmte Lebensmittel kognitive Funktionen unterstützen und das Risiko für neurodegenerative Erkrankungen verringern können. Um eine praktische Orientierung für gesunde Ernährung zu geben, haben wir grob eine Skala erstellt, die Lebensmittel nach ihrem gesundheitlichen Nutzen kategorisiert.

Das Vergissmeinnicht-System – eine Orientierung für gesunde Ernährung

Anstelle einer klassischen Bewertung haben wir uns für eine sanftere, positivere Skala entschieden, die auf dem Symbol des Vergissmeinnichts basiert. Das Vergissmeinnicht (Myosotis) ist nicht nur eine wunderschöne Blume, sondern steht symbolisch für Erinnerung, Achtsamkeit

ZUSAMMENFASSUNG

Ernährung und Gehirngesundheit

Gesunde Ernährung schützt das Gehirn und kann das Risiko für Demenz senken.

Wichtige Nährstoffe sind dabei

- Antioxidanzien (z.B. in Beeren und grünem Blattgemüse), denn sie schützen die Gehirnzellen.
- Omega-3-Fettsäuren (z.B. in Fisch, Nüssen, Samen), weil sie die Nervenzellen fördern und entzündungshemmend wirken.
- Ballaststoffe und Vollkornprodukte stabilisieren den Blutzucker und unterstützen die Darmgesundheit.
- Probiotika und Präbiotika fördern gesunde Darmbakterien, was sich positiv auf das Gedächtnis auswirken kann.

Vermeiden Sie

- stark verarbeitete Lebensmittel und Zucker, da sie Entzündungen fördern.

Ernährungs-Tipps

- Orientieren Sie sich bei Ihrer Ernährung an der Mittelmeer- oder MIND-Diät und verzehren viel Gemüse sowie Fisch und gesunde Fette. Einige Rezeptideen der Mittelmeer-Diät zur Anregung folgen.

und Wertschätzung – Werte, die gerade im Kontext von Demenz eine besondere Bedeutung haben. Die lila Farbe ist bewusst getroffen, da sie international mit der Aufmerksamkeit für Demenzformen und Alzheimer in Verbindung gebracht wird. Die Skala besteht je nach Lebensmittel aus 1–3 Vergissmeinnicht-Blüten:

häufig essen & besonders wertvoll → besonders förderlich für das Gehirn und die allgemeine Gesundheit

maßvoll **genießen** → in moderaten Mengen unproblematisch

selten essen → möglichst reduzieren

Diese Kategorisierung soll helfen, bewusste Entscheidungen zu treffen, ohne Lebensmittel strikt als »gut« oder »schlecht« zu bewerten. Stattdessen ermutigt sie zu einer nährstoffreichen und ausgewogenen Ernährung, die langfristig das Wohlbefinden unterstützt.

Zur Veranschaulichung des Vergissmeinnicht-System wollen wir Ihnen gerne noch auflisten, welche Lebensmittel in die jeweiligen Kategorien gehören.

HÄUFIG ESSEN & BESONDERS WERTVOLL: Diese Lebensmittel sollten regelmäßig auf dem Speiseplan stehen, da sie nachweislich positive Effekte auf Gehirn und Körper haben.

- **Frisches Obst und Gemüse:** Heidelbeeren, Himbeeren, dunkelgrünes Blattgemüse (z. B. Rucola, Mangold), Karotten, Brokkoli o. Ä., sind reich an Antioxidanzien und Vitaminen.
- **Hülsenfrüchte:** Linsen, Kichererbsen und Bohnen liefern pflanzliches Eiweiß, Ballaststoffe und wertvolle Mikronährstoffe.
- **Gesunde Fette:** Walnüsse, Chiasamen, Olivenöl.
- **Fettreicher Fisch:** Lachs, Hering und Sardinen sind besonders gute Quellen für essenzielle Fettsäuren.
- **Fermentierte Lebensmittel:** Kefir, Kimchi, Naturjoghurt, Sauerkraut unterstützen die Darmflora.
- **Vollkornprodukte:** Haferflocken, Buchweizen, Quinoa, Dinkelbrot, Vollkornnudeln enthalten komplexe Kohlenhydrate, die für eine konstante Energieversorgung des Gehirns sorgen.

MASSVOLL GENIESSEN: Diese Lebensmittel sind nicht grundsätzlich ungesund, sollten aber nur in moderaten Mengen verzehrt werden.

- **helle Getreideprodukte:** Toast, Nudeln
- **Milchprodukte:** Hüttenkäse, Joghurt, Käse liefern Kalzium und Proteine, enthalten aber auch gesättigte Fette, die in großen Mengen weniger vorteilhaft sind.
- **Geflügel und Eier:** Hähnchenbrust, Eier liefern hochwertiges Eiweiß, sollten aber in Maßen gegessen werden.
- **Dunkle Schokolade:** Schokolade (ab 70 % Kakao) bietet Antioxidanzien, sollte aber wegen des Zuckeranteils bewusst konsumiert werden.

SELTEN ESSEN: Diese Lebensmittel enthalten Inhaltsstoffe, die mit negativen gesundheitlichen Auswirkungen in Verbindung gebracht werden. Gelegentlich, aber nicht täglich, verzehrt sind sie kein Problem.

- **Stark verarbeitetes Fleisch:** Wurstwaren, Speck, Salami, gepökelte, geräucherte oder industriell verarbeitete Wurstwaren enthalten oft hohe Mengen an Salz und Nitriten.
- **Frittierte und stark verarbeitete Produkte:** Fertiggerichte, Chips, Fast Food und Backwaren mit Palmöl liefern viele leere Kalorien und ungünstige Fettsäuren.

- **Zuckerreiche Lebensmittel:** Gesüßte Getränke, Kuchen, Fruchtjoghurt mit hohem Zuckeranteil, stark verarbeitete Müsliriegel führen zu schnellen Blutzuckerschwankungen.
- **Ungünstige Fette:** Palmöl, Margarine und billige Pflanzenöle mit gehärteten Fetten enthalten oft Transfette, die Entzündungsprozesse im Körper fördern können.

Wichtige Nährstoffe für das Gehirn

Einige Nährstoffe sind besonders wichtig, um das Gehirn langfristig zu unterstützen:

VITAMINE, Z. B. VITAMIN B_{12}: Dieses Vitamin ist entscheidend für die Nervenfunktion und den Erhalt kognitiver Fähigkeiten. Ein Mangel kann zu Gedächtnisproblemen und neurologischen Beschwerden führen. Besonders ältere Menschen haben oft Schwierigkeiten, genug B_{12} aus der Nahrung aufzunehmen. Gute B_{12}-Quellen sind Joghurt, Käse, Eier und angereicherte pflanzliche Alternativen.

OMEGA-3-FETTSÄUREN: Diese Fette sind essenziell für die Gehirnfunktion und wirken entzündungshemmend. Besonders DHA und EPA aus fettem Fisch (z. B. Lachs, Makrele) und Algen sind entscheidend. Pflanzliche Alternativen wie Walnussöl, Leinöl und Chiasamen enthalten ALA, eine Vorstufe von Omega-3-Fettsäuren.

BALLASTSTOFFE: Eine ballaststoffreiche Ernährung ist nicht nur für die Verdauung wichtig, sondern hat auch Einfluss auf das Gehirn. Eine gesunde Darmflora kann die kognitive Gesundheit positiv beeinflussen. Besonders Hülsenfrüchte wie Kichererbsen, Linsen und Bohnen sowie Vollkornprodukte sind reich an Ballaststoffen und sollten regelmäßig auf dem Speiseplan stehen. Wichtig ist jedoch, auf die individuelle Verträglichkeit zu achten und die Ernährung schrittweise so umzustellen, dass es nicht zu Verdauungsbeschwerden, wie Blähungen, kommt.

Natürliche und unverarbeitete Lebensmittel

Neben der Auswahl gesunder Lebensmittel spielt auch deren Qualität und Herkunft eine entscheidende Rolle. Hochwertige Zutaten enthalten mehr wertvolle Nährstoffe, sind oft geschmacksintensiver und frei von unnötigen Zusatzstoffen. Besonders bei tierischen Lebensmitteln wie Fleisch, Milchprodukten oder Eiern sollte auf eine gute Herkunft geachtet werden. Wer also tierische Produkte konsumiert, sollte auf Qualität statt Quantität setzen: lieber weniger, dafür aber hochwertige, nachhaltig produzierte Lebensmittel. Das kommt nicht nur der eigenen Gesundheit zugute, sondern unterstützt auch eine verantwortungsvolle Landwirtschaft.

Auch pflanzliche Lebensmittel profitieren von einer achtsamen Auswahl. Regionale, saisonale Produkte enthalten oft mehr Nährstoffe, da sie frisch geerntet werden und nicht lange Transportwege hinter sich haben. Unverarbeitete Lebensmittel – also Obst, Gemüse, Hülsenfrüchte oder Nüsse in ihrer natürlichen Form – sind immer die bessere Wahl im Vergleich zu stark verarbeiteten Produkten mit Zusatzstoffen und Konservierungsmitteln.

Durch bewusste Entscheidungen beim Einkauf lässt sich eine Ernährung gestalten, die nicht nur gesund, sondern auch nachhaltig und genussvoll ist.

BRAINFOOD

Lebensmittel, die dem Gehirn guttun

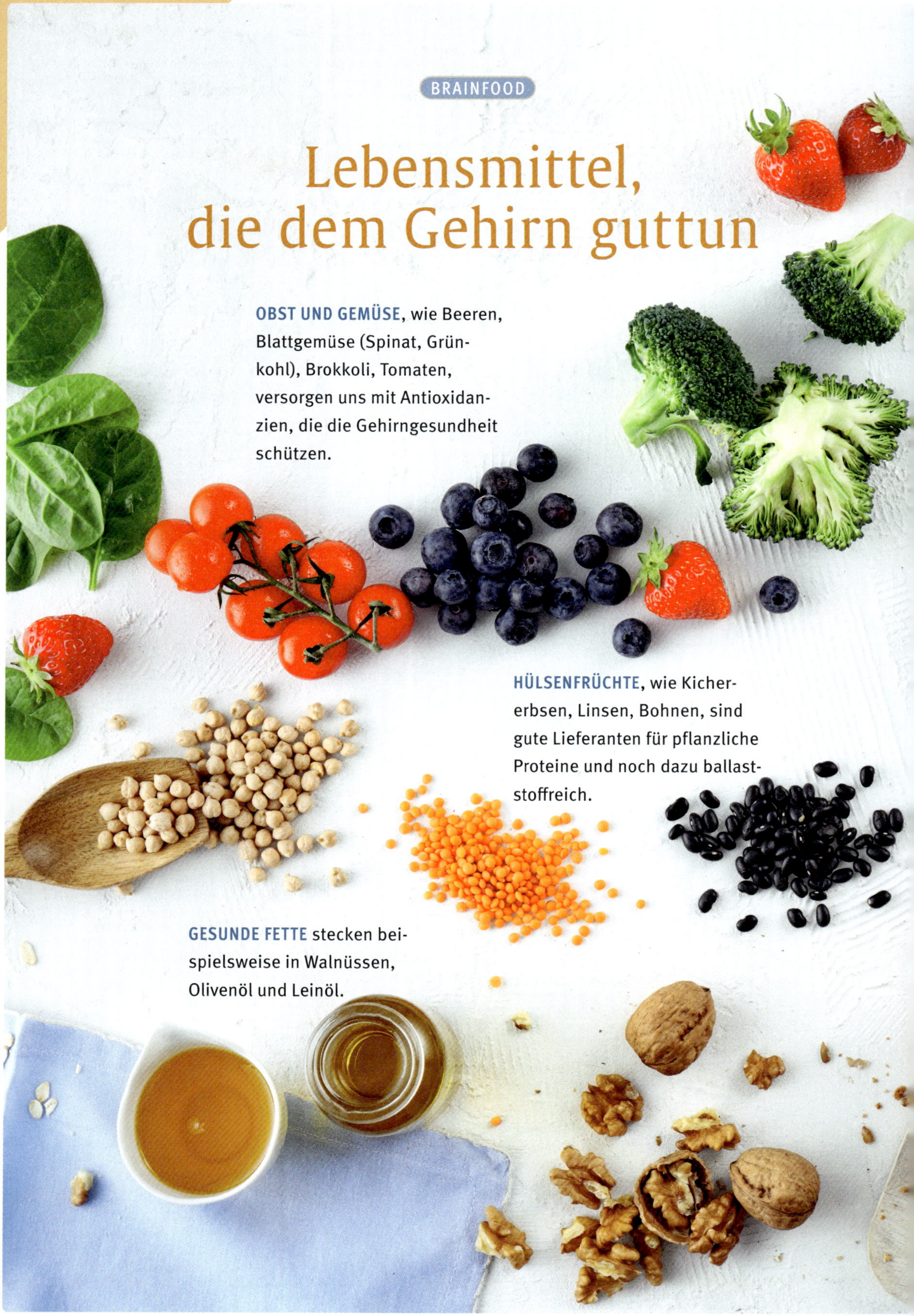

OBST UND GEMÜSE, wie Beeren, Blattgemüse (Spinat, Grünkohl), Brokkoli, Tomaten, versorgen uns mit Antioxidanzien, die die Gehirngesundheit schützen.

HÜLSENFRÜCHTE, wie Kichererbsen, Linsen, Bohnen, sind gute Lieferanten für pflanzliche Proteine und noch dazu ballaststoffreich.

GESUNDE FETTE stecken beispielsweise in Walnüssen, Olivenöl und Leinöl.

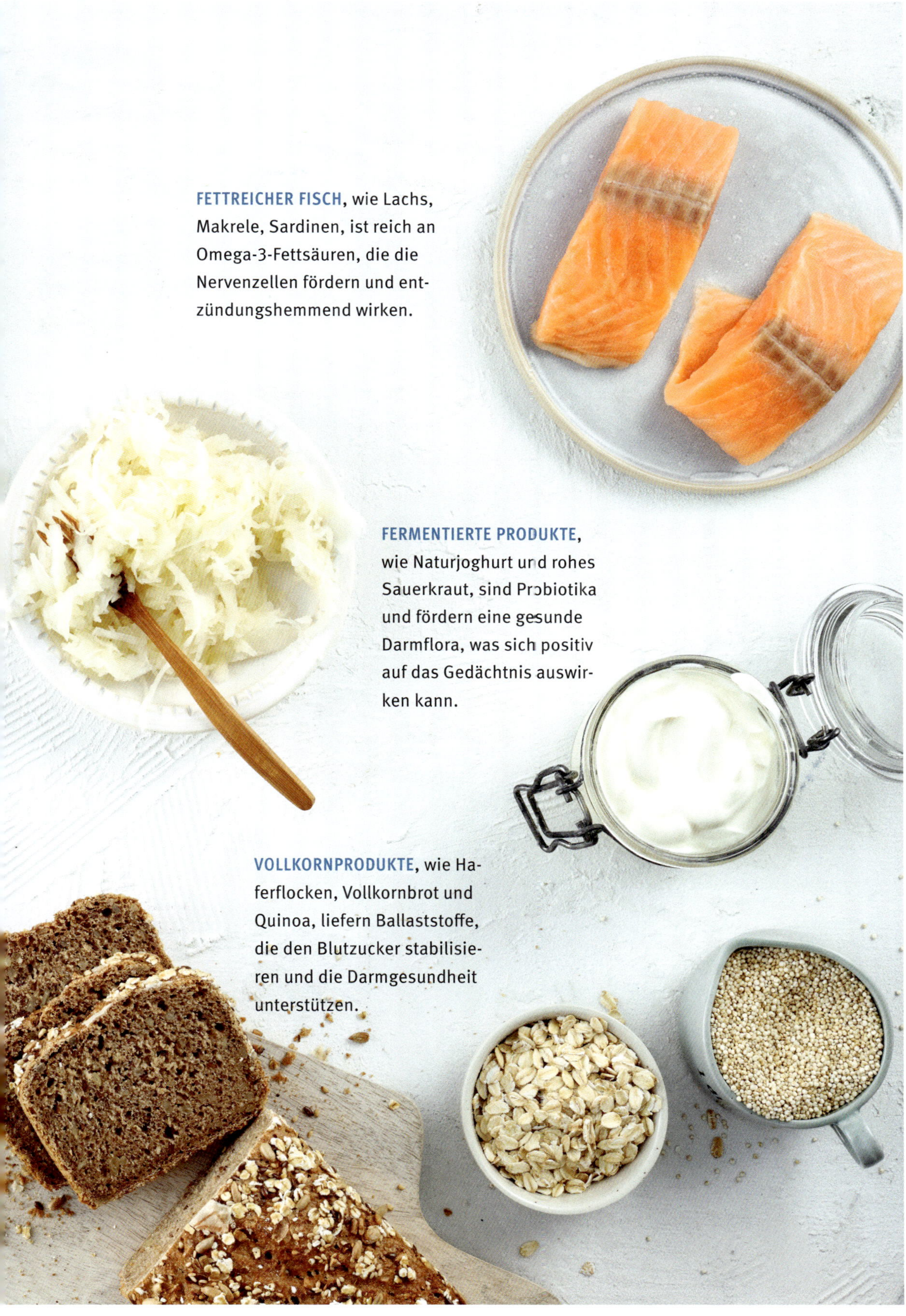

FETTREICHER FISCH, wie Lachs, Makrele, Sardinen, ist reich an Omega-3-Fettsäuren, die die Nervenzellen fördern und entzündungshemmend wirken.

FERMENTIERTE PRODUKTE, wie Naturjoghurt und rohes Sauerkraut, sind Probiotika und fördern eine gesunde Darmflora, was sich positiv auf das Gedächtnis auswirken kann.

VOLLKORNPRODUKTE, wie Haferflocken, Vollkornbrot und Quinoa, liefern Ballaststoffe, die den Blutzucker stabilisieren und die Darmgesundheit unterstützen.

Gesund genießen

Die folgenden Rezepte wurden mit besonderem Augenmerk auf gesunde, gehirnfreundliche Lebensmittel zusammengestellt. Sie sind einfach zuzubereiten, alltagstauglich und enthalten viele wertvolle Nährstoffe für das Gedächtnis und die allgemeine Gesundheit. So kann eine gesunde Ernährung unkompliziert in den Alltag integriert werden – mit Genuss und einem Plus für die geistige Fitness.

Ernährung als Genuss

Die Rezepte in diesem Kapitel sollen nicht nur gesunde Alternativen aufzeigen, sondern auch dazu einladen, neue Lebensmittel und Zubereitungen auszuprobieren. Eine bewusste Ernährung kann dabei helfen, das Wohlbefinden zu steigern und dem Körper sowie dem Gehirn Gutes zu tun. Gleichzeitig ist es wichtig, dass Essen Freude bereitet – denn Genuss trägt genauso zur Lebensqualität bei wie gesunde Nährstoffe.

Gerade bei Demenz spielen gewohnte Geschmäcker und Essensrituale eine große Rolle. Vertraute Speisen können Erinnerungen wecken und ein Gefühl von Sicherheit vermitteln. Deshalb sind diese Rezepte nicht als strikte Regeln oder Verbote gedacht.

Das Beste ist eine Kombination aus beiden Aspekten: Gesundheit und Genuss. Wenn beides zusammenkommt – ein nahrhaftes, aber auch schmackhaftes Essen –, dann ist das die ideale Basis für eine ganzheitliche und nachhaltige Ernährung.

Grünes Dinkelrisotto

HAUPTGERICHT | FÜR 2 PORTIONEN | CA. 40 MIN.

1 EL Olivenöl **2 mittelgroße** Knoblauchzehen (gehackt) **100 g** Dinkelreis **300 ml** Gemüsebrühe **1 große** gelbe Karotte (in Würfel geschnitten) **1 EL** frische Kräuter wie Oregano, Basilikum **200 g** grünes Gemüse (vorgekocht, Bohnenschoten, Brokkoli, Erbsen, Zucchini) **1 EL** Lauch (gehackt) **1 Prise** Zimt **etwas** Pfeffer, Salz **ein paar** Kürbiskerne **einige Tropfen** Kürbiskernöl

Olivenöl in einem Topf erhitzen und die Knoblauchzehen mit dem Dinkelreis kurz anrösten und mit einem Teil der Brühe aufgießen. Karottenwürfel zugeben, bei geringer Hitze köcheln lassen, bis der Dinkelreis kernig weich ist. Immer wieder Brühe nachgießen.

Das vorgekochte grüne Gemüse und den Lauch zugeben, unterrühren und noch einige Minuten weiterköcheln lassen. Gut abschmecken. Kürbiskerne in einer Pfanne ohne Fett leicht anrösten und mit etwas Kürbiskernöl über das Risotto geben.

WARUM IST DIESES REZEPT GUT FÜR DAS GEHIRN?

- *Omega-3-Fettsäuren: Das Kürbiskernöl liefert wertvolle ungesättigte Fettsäuren, die entzündungshemmend wirken und die Gehirnzellen schützen.*
- *Ballaststoffe: Dinkelreis und grünes Gemüse fördern eine gesunde Darmflora, die in enger Wechselwirkung mit der Gehirngesundheit steht.*
- *Vitamine (C, E und B): Grünes Gemüse enthält viele Vitamine, die als Antioxidanzien die Hirnzellen schützen.*

Rote-Linsen-Nudeln

HAUPTGERICHT | FÜR 2 PERSONEN | CA. 40 MIN.

1 kleine Aubergine **1 mittelgroße** Rote Bete (vorgegart) **1 mittelgroße** rote Zwiebel **4 große** Tomaten **3 EL** Olivenöl oder Rapsöl **500 ml** Gemüsebrühe oder Hühnerbrühe **2 EL** Balsamico- oder Rotweinessig **¼ TL** gemahlener Anis **¼ TL** Piment **120 g** rote Linsen-Nudeln **1 Handvoll** Rucola **etwas** Salz und Pfeffer

Aubergine grob würfeln. Rote Bete und Zwiebel fein würfeln. Tomaten vierteln. Alles in einem Wok oder einer großen Pfanne in Öl andünsten. 10 Min. unter häufigem Rühren von allen Seiten leicht anrösten. Mit Brühe ablöschen.

Essig, Gewürze und Nudeln zugeben. Zugedeckt 10–12 Min. garen, bis die Nudeln den richtigen Biss haben. Zwischendurch 1- bis 2-mal durchrühren. Etwas Wasser zugeben, falls nötig. Nudeln mit Salz und Pfeffer abschmecken und mit dem Rucola dekorieren.

WARUM IST DIESES REZEPT GUT FÜR DAS GEHIRN?

- *Omega-3-Fettsäuren: Rapsöl oder Olivenöl liefern wertvolle ungesättigte Fettsäuren, die die Gehirnfunktion unterstützen.*
- *Ballaststoffe: Rote Linsen-Nudeln, Rote Bete und Aubergine fördern eine gesunde Darmflora und sorgen für eine langfristige Energieversorgung des Gehirns.*

Eine ideale Kombination aus pflanzlichem Eiweiß, gesunden Fetten und Antioxidanzien – perfekt für eine gehirnfreundliche Ernährung.

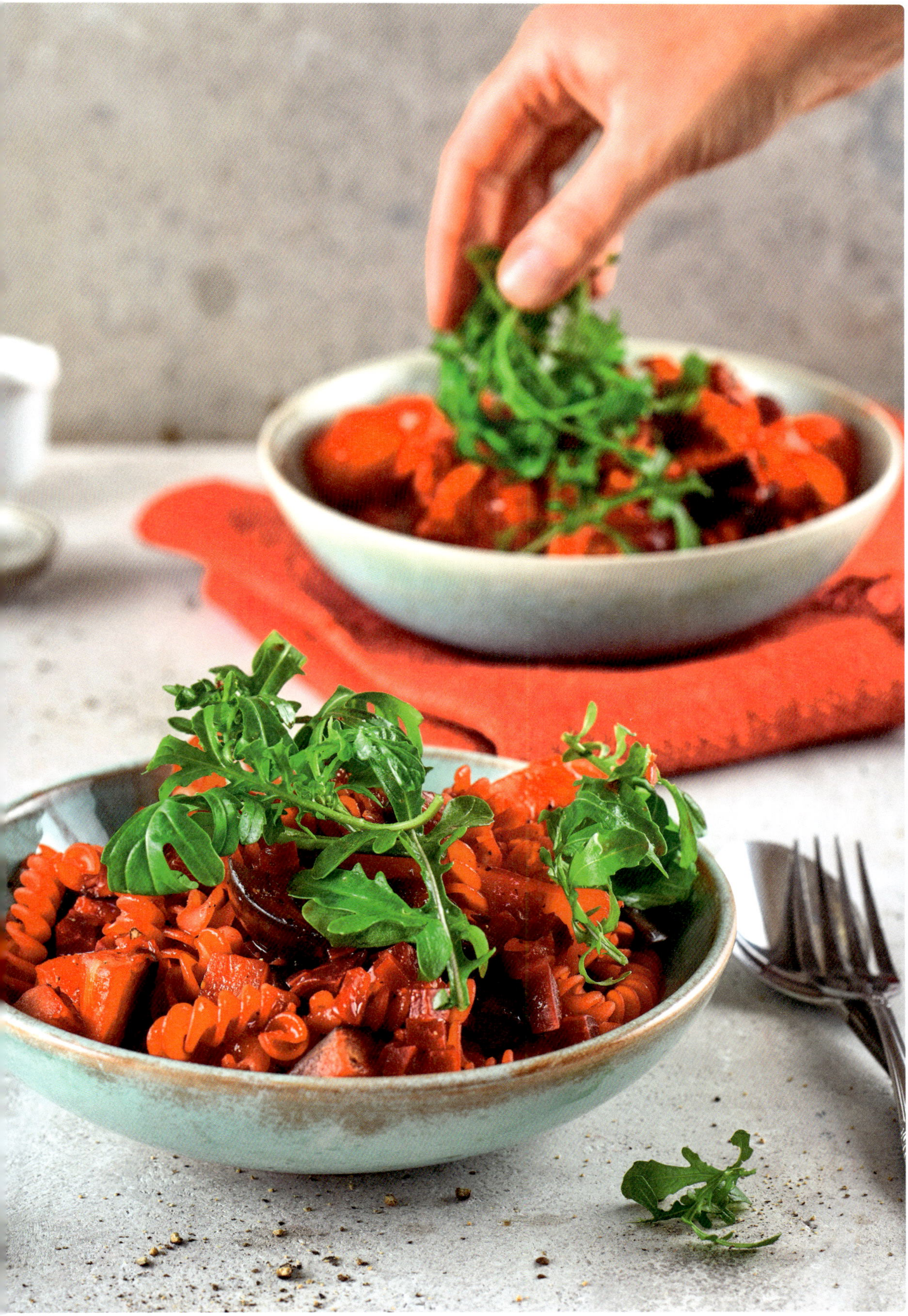

Paprika mit Amaranth-Tofu-Füllung

HAUPTGERICHTFÜR | 2 PERSONEN | CA. 35 MIN.

150 g Amaranth **300 ml** Gemüsebrühe oder Hühnerbrühe **4 rote** Paprika **100 g** Räuchertofu **1 EL** Olivenöl oder Rapsöl **4 EL** getrocknete Cranberrys **1 Prise** gemahlener Piment **1 Prise** gemahlener Anis **1 Prise** gemahlener Ingwer Chiliflocken nach Belieben **etwas** Salz, Pfeffer

Amaranth in der Brühe ca. 15 Min. vorkochen. Kurz durchziehen lassen. Paprika waschen, Deckel abschneiden, Kerne entfernen. Tofu mundgerecht würfeln.

Öl, Cranberrys und Gewürze zum Amaranth geben und abschmecken. Tofustücke unterheben. Mischung gleichmäßig in die Paprikaschoten füllen. Deckel aufsetzen.

Schoten in einen großen Topf setzen, so viel Brühe angießen, dass der Boden gut bedeckt ist. Bei mittlerer Hitze zugedeckt ca. 20–25 Min. garen. Wenn nötig, zwischendurch mehr Flüssigkeit dazugießen. Fertige Schoten aus dem Topf heben und servieren.

WARUM IST DIESES REZEPT GUT FÜR DAS GEHIRN?

- *Omega-3-Fettsäuren: Rapsöl oder Olivenöl liefern gesunde Fette, die die Nervenzellen unterstützen.*
- *Ballaststoffe: Amaranth, Paprika und Cranberrys fördern eine gesunde Darmflora und helfen, Blutzuckerschwankungen zu regulieren.*
- *Mineralstoffe: Amaranth enthält Magnesium und Eisen. Das unterstützt die Nervenfunktion und die Sauerstoffversorgung des Gehirns.*
- *Proteine: Tofu liefert hochwertiges pflanzliches Eiweiß, das alle essenziellen Aminosäuren enthält, die für die Produktion von Neurotransmittern notwendig sind.*

Ein nährstoffreiches Gericht mit hochwertigem pflanzlichem Eiweiß, gesunden Fetten und vielen Antioxidanzien – ideal für eine gehirnfreundliche Ernährung.

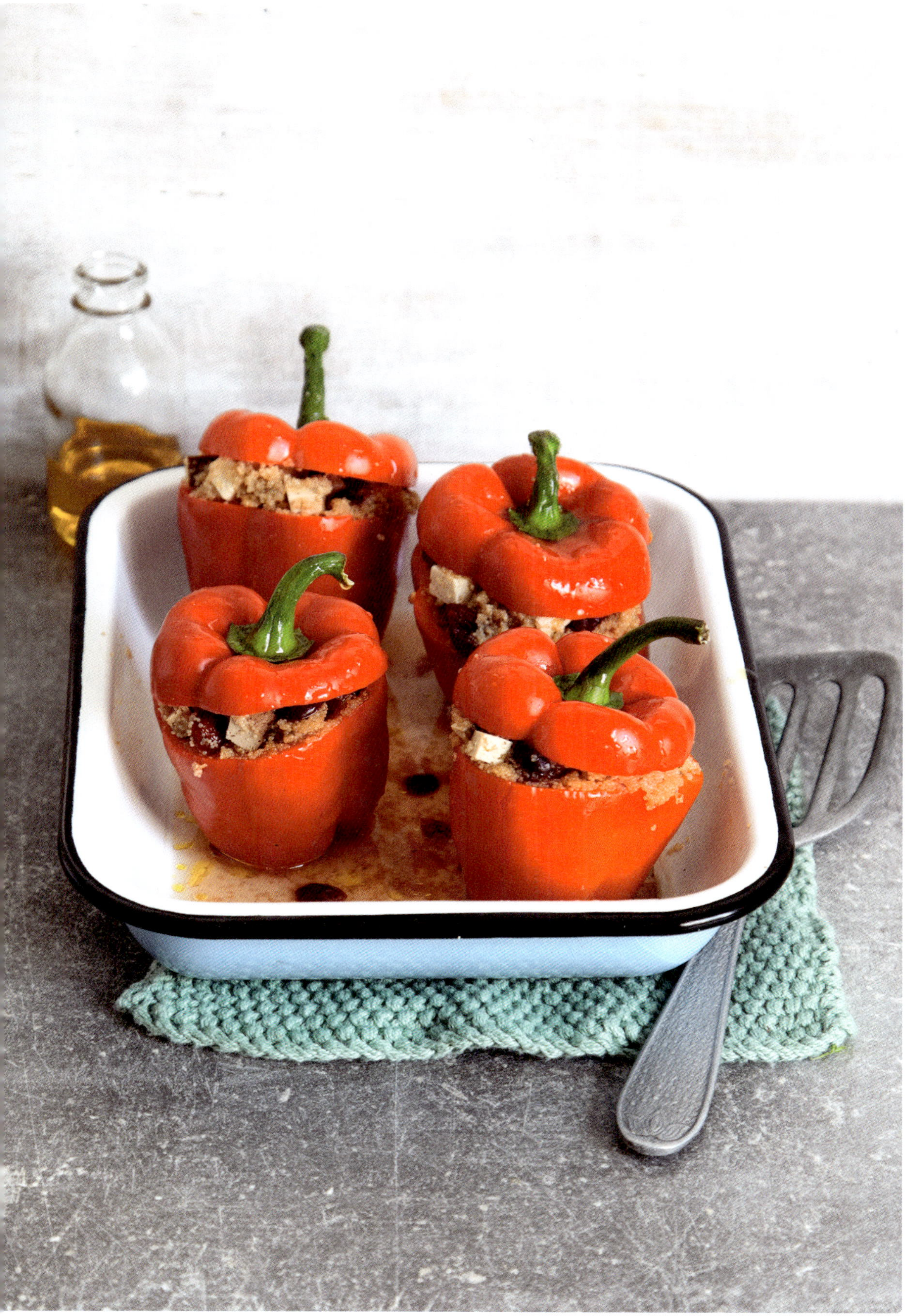

Rote-Bete-Gnocchi mit Feta und Kichererbsen

HAUPTGERICHTFÜR | 2–3 PORTIONEN | CA. 45 MIN.

FÜR DIE ROTE-BETE-GNOCCHI:

300 g mehligkochende Kartoffeln **200 g** Rote Bete (gekocht und püriert) **150 g** Mehl (plus etwas mehr zum Arbeiten) **1** Ei **½ TL** Salz **1 Prise** Muskat etwas Olivenöl zum Anbraten

FÜR DAS TOPPING:

1 Dose Kichererbsen (ca. 240 g Abtropfgewicht) **1 EL** Olivenöl **½ TL** Paprikapulver (edelsüß) **1 Prise** Salz **80 g** Feta (zerbröselt) **1 Handvoll** Rucola oder Babyspinat **1 EL** Walnüsse

FÜR DAS BALSAMICO-DRESSING:

2 EL Balsamico-Essig **1 EL** Olivenöl **1 TL** Honig oder Ahornsirup **1 Prise** Salz **1 Prise** Pfeffer

Kartoffeln schälen, kochen und noch warm durch eine Kartoffelpresse drücken. Mit dem Rote-Bete-Püree, Mehl, Ei, Salz und Muskat zu einem glatten Teig verkneten. Falls der Teig klebt, etwas mehr Mehl hinzufügen.

Den Teig auf einer bemehlten Fläche zu Rollen formen und in kleine Stücke schneiden. Mit einer Gabel leicht eindrücken, um das klassische Gnocchi-Muster zu erhalten.

In einem großen Topf Salzwasser zum Kochen bringen. Gnocchi hineingeben. Sobald sie an die Oberfläche steigen, sind sie fertig (ca. 2–3 Minuten). Mit einer Schaumkelle herausnehmen und beiseitestellen.

Für das Topping: Kichererbsen abspülen, abtropfen lassen und mit Olivenöl, Paprikapulver und Salz vermengen. In einer Pfanne bei mittlerer Hitze in ca. 10 Minuten goldbraun rösten.

Dressing zubereiten: Balsamico-Essig, Olivenöl, Honig, Salz und Pfeffer in einer kleinen Schüssel verrühren.

In einer großen Pfanne Olivenöl erhitzen und die Gnocchi kurz anbraten, bis sie leicht knusprig sind. Mit den gerösteten Kichererbsen, Feta und Rucola und Walnüssen anrichten. Das Balsamico-Dressing darübergeben und servieren.

WARUM IST DIESES REZEPT GUT FÜR DAS GEHIRN?

- *Omega-3-Fettsäuren: Walnüsse und Olivenöl enthalten gesunde ungesättigte Fettsäuren, die Entzündungen hemmen und die Gehirnzellen schützen.*
- *Ballaststoffe: Kichererbsen, Rote Bete und Rucola fördern eine gesunde Darmflora und sorgen für eine stabile Energieversorgung des Gehirns.*
- *Vitamin B_{12}: Feta liefert wertvolles Vitamin B_{12}, das essenziell für die Nervenfunktion und kognitive Prozesse ist.*
- *Antioxidanzien: Rote Bete enthält den roten Pflanzenfarbstoff Betanin, der als Antioxidans Zellen vor freien Radikalen schützt.*

Ein nährstoffreiches Gericht mit gesunden Fetten, Ballaststoffen und Antioxidanzien – ideal für eine gehirnfreundliche Ernährung.

Rote-Bete-Avocado-Tatar mit Pinienkernen

KLEINES GERICHT | FÜR 2 PORTIONEN | CA. 15 MIN.

20 g Pinienkerne **2 kleine** gekochte Rote Beten **1 TL** Dijon-Senf **1 TL** Honig oder Ahornsirup **1 EL** Zitronensaft **1 TL** Olivenöl Salz nach Geschmack Pfeffer nach Geschmack **1 reife** Avocado (fein gewürfelt) **1 kleine** Knoblauchzehe (gepresst oder fein gehackt)

Pinienkerne in einer Pfanne ohne Öl bei mittlerer Hitze goldbraun rösten. Beiseitestellen.

Rote Bete fein würfeln und mit Senf, Honig, ½ EL Zitronensaft, Olivenöl, Salz und Pfeffer vermengen.

Avocado mit ½ EL Zitronensaft, Knoblauch, 1 Prise Salz und Pfeffer vermengen.

Um den Tatar zu schichten, einen Servierring (oder ein kleines Glas) auf einen Teller setzen. Zuerst die Avocado-Mischung hineingeben und leicht andrücken. Dann die Rote-Bete-Mischung daraufgeben und ebenfalls andrücken.

Vorsichtig den Servierring entfernen. Mit den gerösteten Pinienkernen bestreuen und nach Wunsch mit etwas extra Olivenöl beträufeln.

WARUM IST DIESES REZEPT GUT FÜR DAS GEHIRN?

- *Omega-3-Fettsäuren: Olivenöl und Avocado enthalten wertvolle ungesättigte Fettsäuren, die die Gehirnzellen unterstützen.*
- *Ballaststoffe: Rote Bete und Avocado fördern eine gesunde Darmflora und eine stabile Energieversorgung des Gehirns.*
- *Antioxidanzien: Rote Bete und Pinienkerne liefern sekundäre Pflanzenstoffe, die oxidativen Stress reduzieren und entzündungshemmend wirken.*

Ein nährstoffreiches, gehirnfreundliches Gericht mit gesunden Fetten, Ballaststoffen und Antioxidanzien.

Ofengemüse mit Brombeer-Chili-Creme

HAUPTGERICHTFÜR | 2 PORTIONEN | 30 MIN. + 30 MIN. BACKZEIT

300 g Kartoffeln **450 g** Gemüse (z. B. Möhren, Fenchel, Paprika, Stangensellerie, Grünkohl, Tomaten) Rapsöl Salz frisch gemahlener Pfeffer **25 g** Pistazien **etwas** Walnussöl

FÜR DIE CREME:

50 g Brombeeren (frisch oder TK) ½ rote Chilischote **125 g** Sojacreme **etwas** flüssiger Honig **einige Tropfen** frisch gepresster Zitronensaft Salz frisch gemahlener schwarzer Pfeffer

Backofen auf 200 °C (180 °C Umluft) vorheizen. Kartoffeln schälen (Frühkartoffeln nur waschen) und in Würfel schneiden. Gemüse nach Bedarf schälen und kleinschneiden.

Kartoffeln und Gemüse auf einem mit Backpapier belegten Blech verteilen. Mit Rapsöl beträufeln, vermischen, salzen und pfeffern. Pistazien hacken und darüberstreuen. Im vorgeheizten Ofen 30–35 Min. backen.

Für die Creme Brombeeren mit der Gabel zerdrücken (TK-Brombeeren vorher auftauen). Chilischote halbieren, Samen entfernen und Schote feinhacken. Brombeeren und Chili mit allen anderen Zutaten mischen und abschmecken.

Gemüse mit etwas Walnussöl beträufeln. Brombeer-Chili-Creme dazu servieren.

DAS PASST DAZU: *gedünsteter Fisch*

WARUM IST DIESES REZEPT GUT FÜR DAS GEHIRN?

- *Omega-3-Fettsäuren: Walnussöl und Rapsöl liefern wertvolle Fettsäuren, die Entzündungen reduzieren und die Gehirnfunktion unterstützen.*
- *Ballaststoffe: Kartoffeln, Grünkohl, Sellerie und Fenchel tragen zur Darmgesundheit bei, was sich positiv auf das Gedächtnis auswirken kann.*
- *Antioxidanzien: Brombeeren und Pistazien sind reich an Polyphenolen, die vor oxidativem Stress im Gehirn schützen.*
- *Vitamine: Die Gemüsemischung liefert viele Vitamine (A, B, C, K), die das Nerven- und das Immunsystem unterstützen.*

Eine entzündungshemmende, nährstoffreiche Kombination, die das Gehirn langfristig unterstützt und vielseitig anpassbar ist.

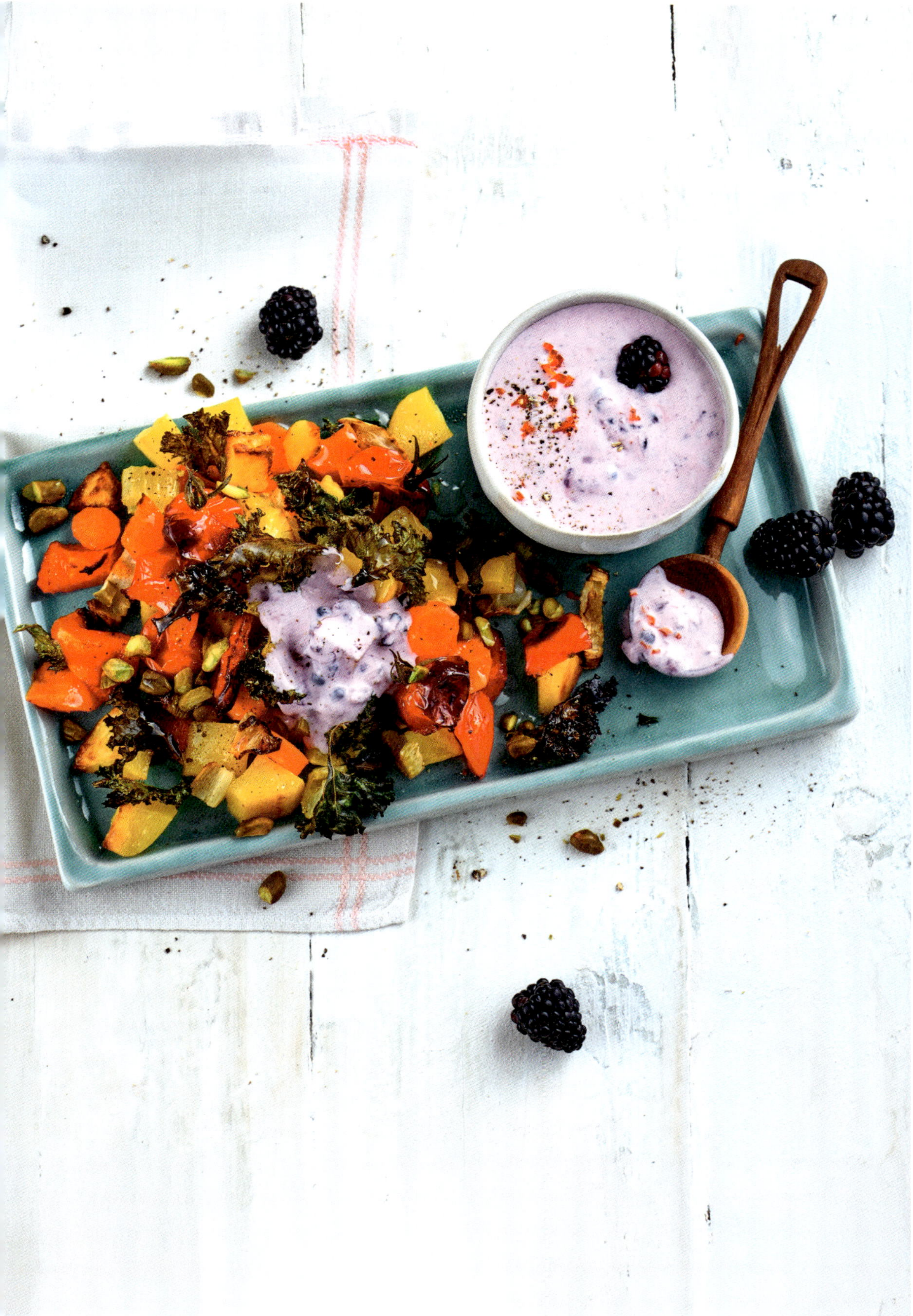

Haferflockenbratlinge mit Selleriepüree

HAUPTGERICHT | FÜR 2 PORTIONEN | 30 MIN.

FÜR DIE BRATLINGE:

1 große Möhre **½** rote Zwiebel **¼** rote Paprikaschote **75 g** feine Haferflocken **½ TL** Paprikapulver **¼ TL** Salz **¼ TL** Chiliflocken **¼ TL** Knoblauchpulver **2 EL** Rapsöl

FÜR DAS SELLERIEPÜREE:

1 kleine Sellerieknolle **1 ganzes** Lorbeerblatt Salz **½** Bio-Zitrone **125 ml** Mandeldrink **1 EL** Butter **1 EL** Sojacreme frisch gemahlener schwarzer Pfeffer frisch geriebene Muskatnuss

Möhre schälen und fein raspeln. Zwiebel schälen, Samen und Scheidewände der Paprika entfernen. Paprika und Zwiebel in feine Würfel schneiden. Mit Haferflocken und Gewürzen vermischen.

50 ml kochendes Wasser angießen und gut verrühren. 10–15 Min. quellen lassen. Aus der fertigen Mischung mit angefeuchteten Händen 4 Bratlinge formen.

Öl in einer Pfanne erhitzen und Bratlinge von beiden Seiten einige Minuten knusprig anbraten.

Für das Püree Sellerieknolle schälen, grob würfeln und mit dem Lorbeerblatt in Salzwasser zugedeckt in ca. 20 Min. weichkochen. Zitronenschale abreiben und Saft auspressen. Sellerie abgießen.

Mandeldrink erwärmen, die Hälfte zum Sellerie gießen und mit dem Pürierstab kurz mixen. Nach und nach Rest des Mandeldrinks unterrühren, bis das Püree cremig ist. Butter und Sojacreme unterrühren.

Mit Salz, Pfeffer, Muskat, Zitronenschale und -saft abschmecken.

WARUM IST DIESES REZEPT GUT FÜR DAS GEHIRN?

- *Omega-3-Fettsäuren: Rapsöl enthält gesunde ungesättigte Fettsäuren, die entzündungshemmend wirken und das Gehirn unterstützen.*
- *Ballaststoffe: Haferflocken und Sellerie fördern eine stabile Blutzuckerregulation und unterstützen die Darmgesundheit, die mit kognitiven Funktionen verknüpft ist.*
- *Vitamin B_{12}: Falls mit einer angereicherten Sojacreme oder Butter zubereitet, kann das Rezept zur B_{12}-Versorgung beitragen, die wichtig für Nerven und Gedächtnis ist.*
- *Mineralstoffe: Haferflocken enthalten Eisen, Magnesium und Zink, was die kognitive Funktion unterstützt.*

Eine pflanzliche, entzündungshemmende Mahlzeit mit wichtigen Nährstoffen für Gehirn und Körper.

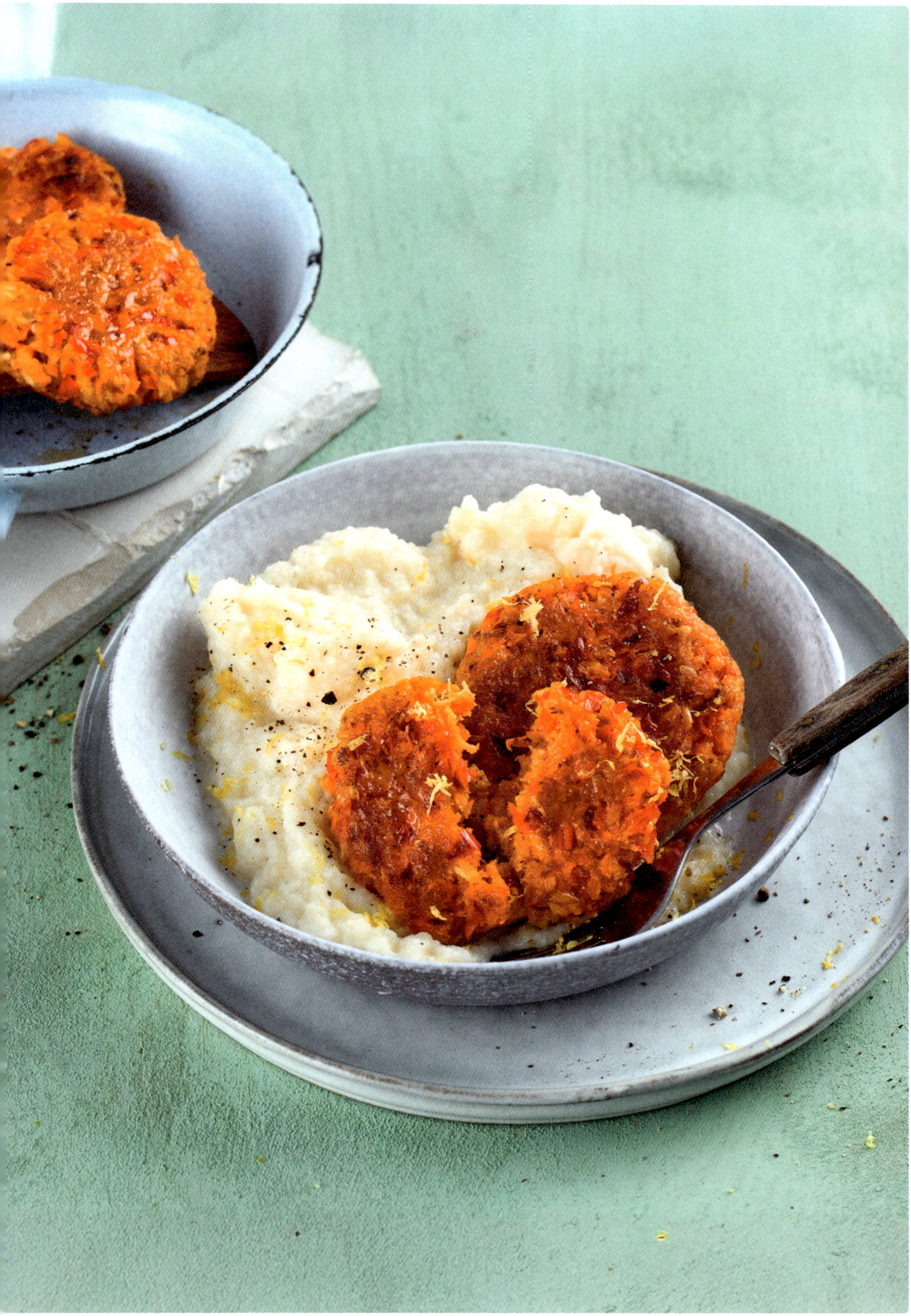

Wirsingrouladen mit Linsen

HAUPTGERICHT | FÜR 2 PORTIONEN | 45 MIN.

1 kleine Zwiebel **1 mittelgroße** Knoblauchzehe **2 EL** Rapsöl **250 ml** Gemüsebrühe **125 g** rote Linsen **½** Granatapfel **½ TL** Garam Masala (indische Gewürzmischung) **1 Prise** gemahlener Ingwer Salz frisch gemahlener schwarzer Pfeffer **6 große** Wirsingblätter **75 ml** Sojacreme **½ TL** Speisestarke **½ Bund** gemischte Kräuter (z. B. Koriander, Petersilie, Basilikum) **½ EL** frisch gepresster Zitronensaft

Zwiebel und Knoblauch schälen und feinhacken. 1 EL Rapsöl in einer Pfanne erhitzen und etwa die Hälfte der Zwiebeln und den gesamten Knoblauch darin bei mittlerer Hitze glasig dünsten. 150 ml Brühe angießen, Linsen zugeben und in 7–10 Minuten bissfest garen.

Inzwischen die Granatapfelkerne auslösen. Gegarte Linsen damit mischen. Mit Garam Masala, Ingwer, Salz und Pfeffer würzen.

Wirsingblätter waschen, die dicken Rippenenden herausschneiden. Blätter 2 Minuten in kochendem Salzwasser blanchieren, abgießen, kalt abschrecken und trocken tupfen.

Jeweils 3 Blätter überlappend nebeneinanderlegen und die Hälfte der Linsenmischung draufgeben. Seiten einschlagen und aufrollen. Mit Zahnstochern fixieren. Päckchen in einen Dämpfeinsatz legen und über heißem Wasserdampf zugedeckt etwa 15 Minuten garen.

Inzwischen für die Sauce restliches Öl in einer Pfanne erhitzen. Übrige Zwiebel darin bei mittlerer Hitze glasig dünsten. Restliche Brühe zugießen und Sojacreme zufügen. Alles etwa 5 Minuten köcheln lassen. Stärke mit etwas kaltem Wasser glattrühren und zugeben. Aufkochen und cremig einköcheln lassen.

Kräuter waschen, trocken schütteln, feinhacken und unter die Sauce rühren. Mit Salz, Pfeffer und Zitronensaft abschmecken. Sauce auf 2 Teller verteilen. Wirsingpäckchen in jeweils 3 Stücke schneiden und darauf anrichten.

WARUM IST DIESES REZEPT GUT FÜR DAS GEHIRN?

- *Omega-3-Fettsäuren: Rapsöl liefert gesunde ungesättigte Fettsäuren, die wichtig für die Gehirnzellen sind.*
- *Ballaststoffe: Rote Linsen und Wirsing unterstützen die Darmgesundheit und eine stabile Energieversorgung des Gehirns.*
- *Vitamin B_{12}: Falls mit angereicherter Sojacreme zubereitet, kann das Rezept zur Aufnahme von Vitamin B_{12} beitragen, das für kognitive Prozesse essenziell ist.*
- *Proteine: Rote Linsen enthalten pflanzliches Eiweiß mit essenziellen Aminosäuren. Diese benötigt der Körper, um Neurotransmitter zu produzieren.*

Eine pflanzliche, eiweißreiche Mahlzeit mit entzündungshemmenden Gewürzen und wichtigen Nährstoffen für Gehirn und Körper.

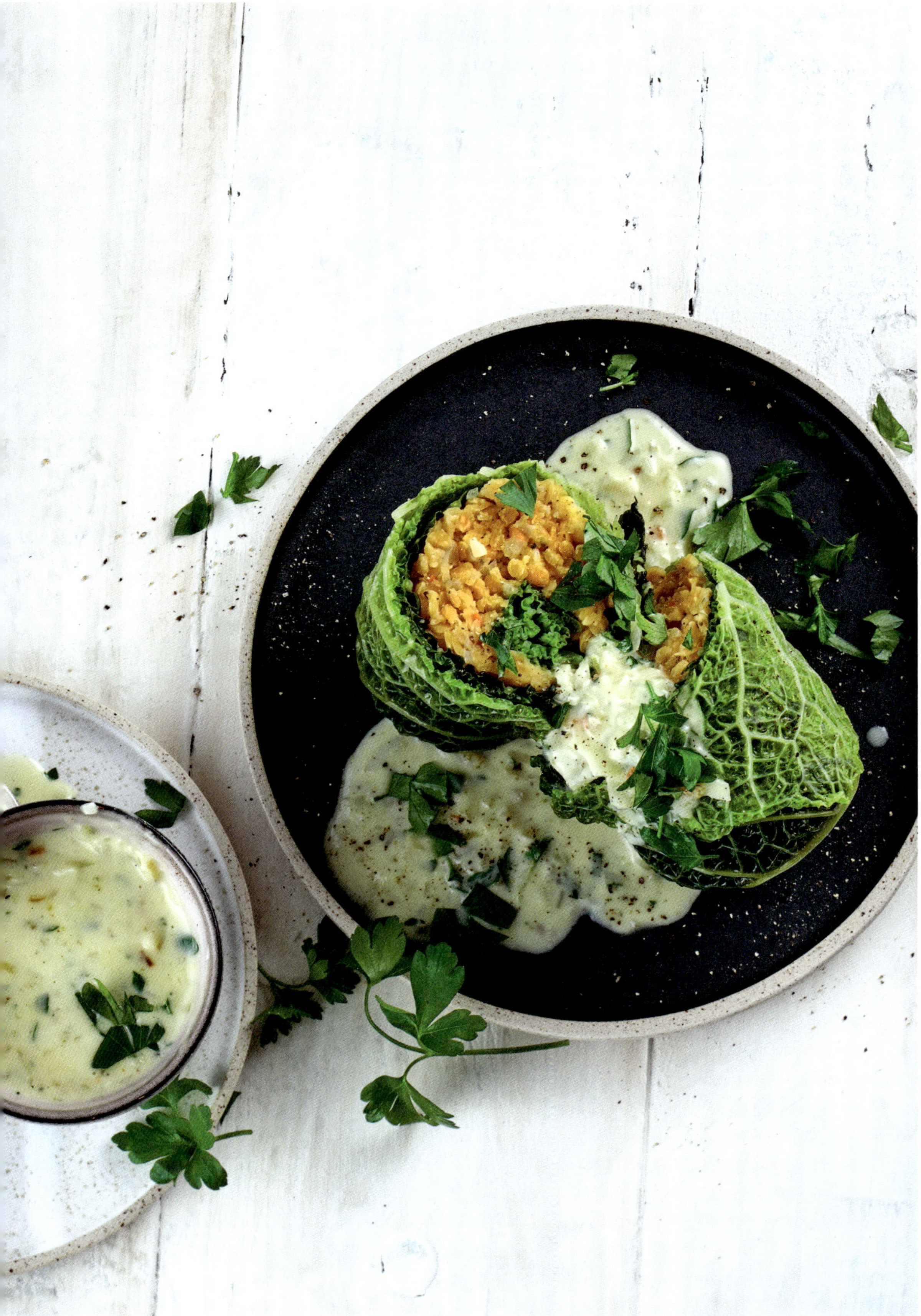

Kartoffel-Rosenkohl-Tarte

FÜR 4 PERSONEN | 60 MIN. + 1 STD. RUHEZEIT + 40 MIN. BACKZEIT

150 g kalte Butter **150 g** Weizenmehl, Type 550 **150 g** Roggenmehl, Type 1150 Jodsalz **1 mittelgroßes** Ei **500 g** vorwiegend festkochende Kartoffeln **500 g** Rosenkohl **250 g** Champignons **2 EL** Butter **250 g** Schmand **3–4 EL** Senf **2 Eier** (Größe M) **1 EL** gehackte Petersilie Pfeffer Muskat **100 g** geriebener Emmentaler

Butter in Würfel schneiden. Mit den Mehlen, ½ TL Salz und Ei zu einer Kugel kneten. In Folie gewickelt 1 Std. kalt stellen.

Kartoffeln mit Schale in kochendem Wasser in 25 Min. garen. Abkühlen lassen, pellen und in Scheiben teilen. Rosenkohl putzen, größere Röschen halbieren. In leicht gesalzenem Wasser ca. 5 Min. köcheln lassen.

Pilze putzen, in Scheiben schneiden und in 1 EL Butter kurz anbraten. Schmand mit Senf, Eiern und Petersilie verrühren. Mit Salz, Pfeffer und Muskat würzen. Ofen auf 200 ° C vorheizen.

Teig ½ cm dick ausrollen. Gefettete Tarte-Form (ca. 27 cm Ø) damit auskleiden. Mit Kartoffeln, Pilzen und Rosenkohl belegen. Eiercreme angießen und mit Emmentaler bestreuen. Im Ofen ca. 40 Min. backen.

WARUM IST DIESES REZEPT GUT FÜR DAS GEHIRN?

- *Omega-3-Fettsäuren: Butter und Schmand enthalten gesunde Fette, die für die Gehirnfunktion wichtig sind.*
- *Ballaststoffe: Rosenkohl, Kartoffeln und Roggenmehl fördern eine stabile Blutzuckerregulation und eine gesunde Darmflora, die mit der kognitiven Leistung verknüpft ist.*
- *Vitamin B_{12}: Eier, Emmentaler und Schmand liefern wertvolles Vitamin B_{12}, das essenziell für die Nervenzellen und das Gedächtnis ist.*

Eine nahrhafte Mahlzeit mit wichtigen Vitaminen und Ballaststoffen, aber aufgrund der gesättigten Fette in Butter, Schmand und Käse nicht für den täglichen Verzehr geeignet.

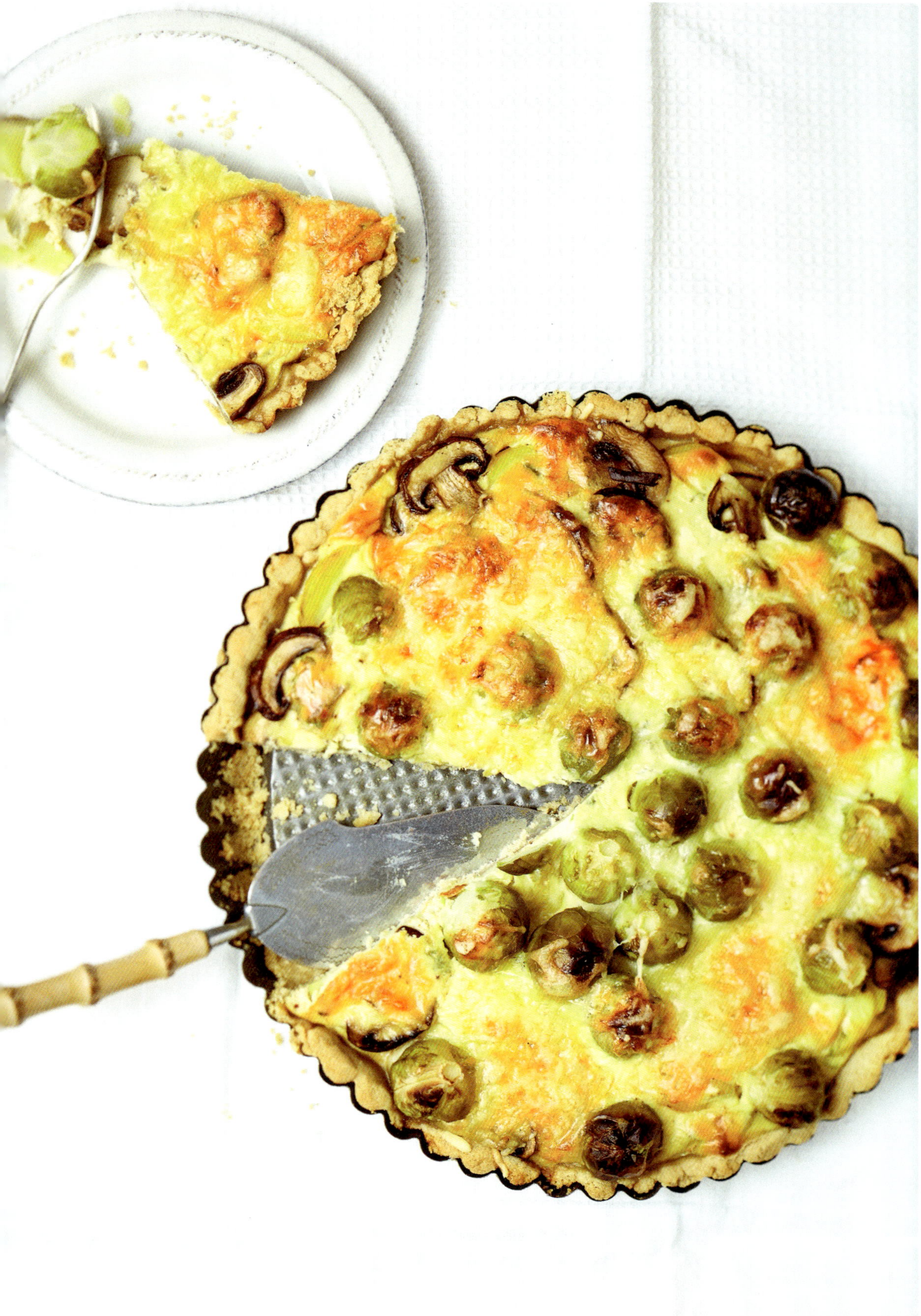

Sesamfisch mit rotem Blumenkohl

HAUPTGERICHTFÜR 4 PERSONEN | 45 MIN.

1 großer Blumenkohl **600 g** Weißfischfilets (z. B. Kabeljau, Seelachs oder Rotbarsch) **1 Eigelb** Jodsalz weißer Pfeffer Chiliflocken Thymian **50–80 g** Sesam **2 mittelgroße** Knoblauchzehen **4 EL** Rapsöl **150 ml** Gemüsebrühe **80 g** Ajvar **2 EL** Tomatenmark **50 g** Basilikum

Blumenkohl putzen und in leicht gesalzenem Wasser etwa 20 Min. dünsten. Kabeljau unter fließend kalten Wasser abspülen und trocken tupfen. In 4 gleich große Stücke schneiden. Mit Eigelb bestreichen und mit Salz, Pfeffer, Chiliflocken und Thymian würzen. Sesam in einen tiefen Teller geben und die Fischfilets darin wälzen. Knoblauch schälen und feinhacken. Blumenkohl abgießen und in Röschen zerteilen.

In 2 beschichteten Pfannen je 2 EL Rapsöl erhitzen. In der einen den Kabeljau von beiden Seiten etwa 5 Min. braten und in der anderen Pfanne den Blumenkohl anbraten. Dann Gemüsebrühe, Ajvar und Tomatenmark in die Pfanne mit dem Blumenkohl einrühren. Mit Salz, Pfeffer, Chiliflocken und Thymian würzen.

Basilikum waschen, trocken schütteln, Blätter von den Stielen zupfen und feinhacken. Unter die rote Sauce heben. Sesamfisch mit rotem Blumenkohl anrichten.

▶ **DAS PASST DAZU:** *Kartoffeln, Quinoa oder Hirse*

WARUM IST DIESES REZEPT GUT FÜR DAS GEHIRN?

- *Omega-3-Fettsäuren: Weißfischfilets und Rapsöl liefern essenzielle Fettsäuren, die Entzündungen hemmen und die Gehirnfunktion unterstützen.*
- *Ballaststoffe: Blumenkohl und Tomatenmark enthalten wertvolle Ballaststoffe und sekundäre Pflanzenstoffe, die die Darmgesundheit und das Gehirn stärken.*
- *Vitamin B_{12}: Weißfisch und Eigelb sind hervorragende Quellen für Vitamin B_{12}, das für Nerven und Gedächtnis unerlässlich ist.*

Ein gehirnfreundliches Gericht mit gesunden Fettsäuren, hochwertigem Eiweiß und antioxidativen Pflanzenstoffen.

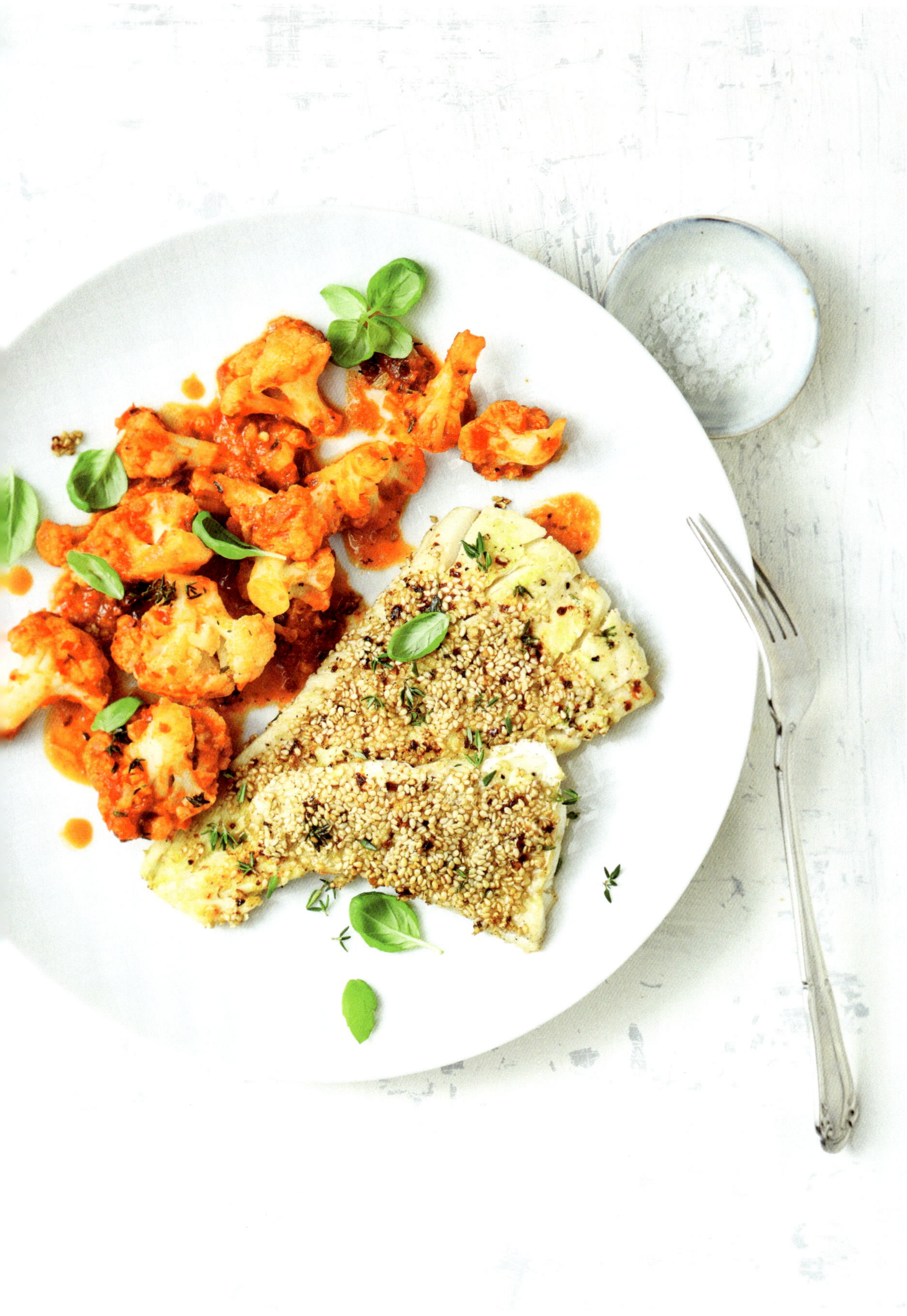

Rote Linsensuppe

SUPPE | FÜR 4 PERSONEN | 30 MIN.

2 mittelgroße Möhren **1 große** Lauchstange **1 große** Banane **1 große** Zwiebel **2 EL** Rapsöl **200 g** rote Linsen **1,2 l** Gemüsebrühe **1 EL** Currypulver Salz Pfeffer Saft einer Zitrone **200 g** Crème fraîche

Möhren schälen und in ½ cm große Würfel schneiden. Lauch längs vierteln, waschen und fein schneiden. Banane schälen und in Scheiben schneiden. Zwiebel abziehen und feinhacken.

Rapsöl in einem Topf erhitzen, die Zwiebel darin kurz andünsten. Lauch und Möhrenwürfel ca. 2 Min. mitdünsten. Dann Banane und Linsen dazugeben und kurz mitdünsten. Mit Brühe aufgießen und Currypulver einrühren. Zugedeckt bei mittlerer Hitze 20 Min. kochen, bis die Linsen und das Gemüse weich sind.

Die Suppe mit Salz, Pfeffer und Zitronensaft abschmecken. Vom Herd nehmen, die Crème fraîche unterrühren und mit dem Pürierstab grob pürieren – es sollten noch Stückchen bleiben. Heiß auf Teller verteilen.

DAS PASST DAZU: *warm aufgebackenes Fladenbrot*

WARUM IST DIESES REZEPT GUT FÜR DAS GEHIRN?

- *Omega-3-Fettsäuren: Rapsöl enthält ungesättigte Fettsäuren, die entzündungshemmend wirken und die Gehirnfunktion unterstützen.*
- *Ballaststoffe: Rote Linsen, Lauch und Möhren fördern eine gesunde Darmflora, die mit kognitiven Prozessen in Verbindung steht.*
- *Vitamin B_{12}: Falls mit angereicherter Crème fraîche zubereitet, kann das Rezept zur B_{12}-Versorgung beitragen, die für das Nervensystem essenziell ist.*
- *Proteine: Rote Linsen enthalten pflanzliches Eiweiß mit essenziellen Aminosäuren. Diese benötigt der Körper, um Neurotransmitter zu produzieren.*

Eine nährstoffreiche, sättigende Suppe mit wertvollen pflanzlichen Proteinen und gesunden Fetten – ideal für eine gehirngesunde Ernährung.

Möhren-Curry-Suppe mit Rote-Bete-Chips

SUPPE | 2 PORTIONEN | 30 MIN. + 15 MIN. BACKZEIT

FÜR DIE SUPPE:

1 große Zwiebel etwas Rapsöl 500 g gelbe Möhren (oder andere Möhren) 10 cm Ingwer
4 mittelgroße Knoblauchzehen 2 Handvoll Haselnüsse ½ Tasse Rote Linsen 2 EL gelbe Currypaste
¼ TL Piment ¼ TL Anis ½ TL Kardamom ½ TL Zimt 1 TL Kurkuma Salz Pfeffer

FÜR DIE CHIPS:

1 Rote Bete 1 TL Olivenöl Salz

Zwiebel grob zerkleinern und in einem Topf mit Rapsöl glasig garen. Möhren grob zerkleinern und zu den Zwiebeln geben. Kurz anrösten. Ingwer und Knoblauch zerkleinern und zu den Möhren geben. Mit 500 ml Wasser ablöschen. Haselnüsse und Linsen zum Gemüse geben.

Wenn das Gemüse gar ist, den Topf vom Herd nehmen, Currypaste dazugeben und alles pürieren. Bei Bedarf Wasser bis zur gewünschten Konsistenz dazugeben. Gewürze unterrühren und mit Salz und Pfeffer abschmecken.

Rote Bete in feine Scheiben hobeln. Mit Olivenöl mischen. Auf einem Gitter mit Backpapier auslegen. Bei 200 °C (180 °C Umluft) ca. 15–20 Min. backen, bis die Chips knusprig sind. Zum Ende hin gut beobachten, weil die Chips leicht verbrennen. Nach Belieben salzen oder würzen. Suppe mit Rote-Bete-Chips anrichten.

WARUM IST DIESES REZEPT GUT FÜR DAS GEHIRN?

- *Omega-3-Fettsäuren: Kürbiskernöl liefert wertvolle ungesättigte Fettsäuren, die die Gehirnzellen schützen.*
- *Ballaststoffe: Möhren und Butternut-Kürbis fördern eine gesunde Verdauung und sorgen für eine stabile Energieversorgung des Gehirns.*
- *Antioxidanzien: Ingwer und Kürbiskerne enthalten sekundäre Pflanzenstoffe, die entzündungshemmend wirken und kognitive Prozesse unterstützen.*
- *Vitamine: Möhren enthalten Vitamin A, was gut für die Funktion der Nervenzellen ist; Haselnüsse enthalten Vitamin E, was entzündungshemmende Eigenschaften hat.*

Eine cremige, gehirnfreundliche Suppe mit gesunden Fetten, Ballaststoffen und entzündungshemmenden Inhaltsstoffen.

Möhren-Kürbis-Suppe

SUPPE | FÜR 4 PERSONEN | 30 MIN.

500 g Butternut-Kürbis **250 g** Möhren **1 große** Zwiebel **2 cm** Ingwer **2 EL** Rapsöl **750 ml** Gemüsebrühe **1 TL** Zucker Salz weißer Pfeffer **4 EL** Kürbiskerne **4 TL** Kürbiskernöl

Kürbis waschen, halbieren, Kerne und Fasern entfernen, schälen und das Fruchtfleisch in mundgerechte Stücke schneiden. Möhren waschen, schälen und in Scheiben schneiden. Zwiebel abziehen und fein hacken. Ingwer schälen und ebenfalls fein hacken.

Öl in einem Topf erhitzen. Zwiebel und Gemüse darin anschwitzen, Brühe angießen und ca. 15 Min. köcheln lassen. Ingwer zur Suppe geben und pürieren. Evtl. mit etwas Zucker, Salz und Pfeffer abschmecken.

Kürbiskerne grob hacken. Die Suppe auf Suppenschalen verteilen und mit etwas Kürbiskernöl und Kürbiskernen garnieren.

WARUM IST DIESES REZEPT GUT FÜR DAS GEHIRN?

- *Omega-3-Fettsäuren: Rapsöl und Kürbiskerne enthalten ungesättigte Fettsäuren, die entzündungshemmend wirken und die Gehirnfunktion unterstützen.*
- *Ballaststoffe: Rote Linsen, Lauch und Möhren fördern eine gesunde Darmflora, die mit kognitiven Prozessen in Verbindung steht.*
- *Vitamin: Falls mit angereicherter Crème fraîche zubereitet, kann das Rezept zur B_{12}-Versorgung beitragen, die für das Nervensystem essenziell ist. Der Butternut-Kürbis enthält wie Möhren Vitamin A, was ebenfalls wichtig für die Nervenzellen ist.*

Eine nährstoffreiche, sättigende Suppe mit wertvollen pflanzlichen Proteinen und gesunden Fetten – ideal für eine gehirngesunde Ernährung.

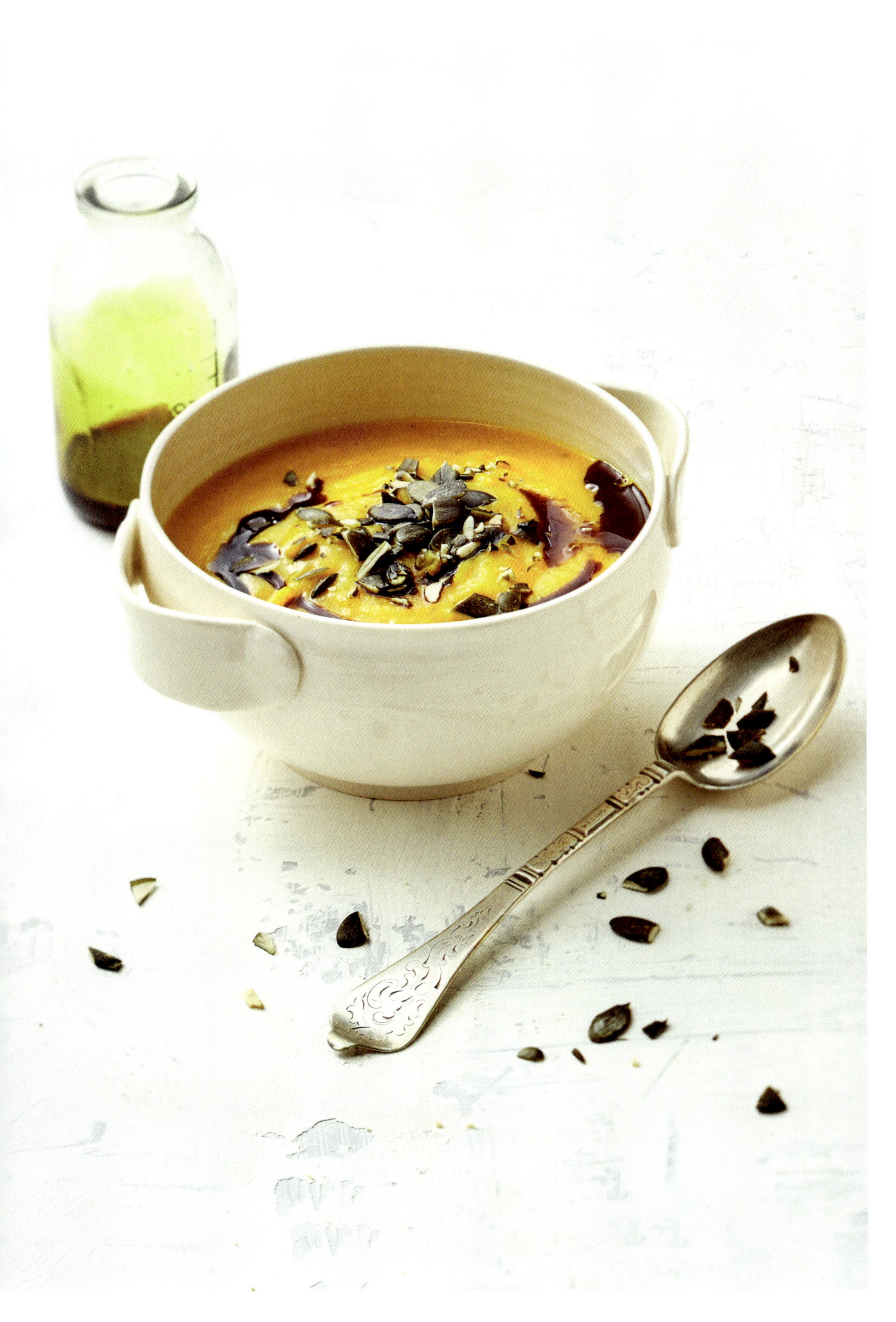

Hirsesalat mit Feta und Granatapfel

SALAT | FÜR 2 PERSONEN | CA. 15 MIN.

100 g Hirse **100 g** kleine (Cherry-)Tomaten
½ rote Zwiebel frische Petersilie **100 g** Feta
½ Limette oder Zitrone (nach Belieben)
2 EL Granatapfelkerne **2 EL** grüne Kürbiskerne **1 TL** Olivenöl oder Rapsöl Salz Pfeffer

Hirse nach Packungsanleitung zubereiten. Tomaten waschen und halbieren. Zwiebel in feine Ringe schneiden. Petersilie grobhacken. Feta würfeln.

Hirse, Tomaten und Zwiebelringe in eine Schüssel geben und Saft der halben Limette oder Zitrone, Granatapfelkerne, Kürbiskerne und Öl hinzufügen. Alles gut miteinander vermischen.

Die Fetawürfel über den Salat geben und mit Salz und Pfeffer abschmecken.

WARUM IST DIESES REZEPT GUT FÜR DAS GEHIRN?

- *Ballaststoffe: Hirse, Tomaten und Kürbiskerne fördern eine gesunde Verdauung und eine konstante Energieversorgung des Gehirns.*
- *Vitamin B_{12}: Feta ist eine gute Quelle für Vitamin B_{12}, das essenziell für die Nerven- und Gedächtnisfunktion ist.*
- *Mineralstoffe: Hirse enthält viel Magnesium und Kalium, die wichtig für die Nerven sind.*

Ein frischer, nährstoffreicher Salat mit gesunden Fetten, Ballaststoffen und wichtigen Vitaminen für die Gehirnfunktion.

Grüner Kartoffelsalat

SALAT | 4 PORTIONEN
30 MIN. + KOCH- UND ABKÜHLZEIT

600 g Kartoffeln **3 EL** Olivenöl **1 EL** Apfelessig **2 EL** Tahin Saft von **¼** Limette
Salz Pfeffer Muskat **1 reife** Avocado
1 rote Zwiebel **1 große** Knoblauchzehe
2 Handvoll Mangold **2 EL** Walnusskerne

Kartoffeln mit Schale kochen und abkühlen lassen. Dann pellen. Kalte Kartoffeln in Scheiben schneiden. Für das Dressing Olivenöl, Apfelessig, Tahin, 4 EL Wasser und Limettensaft vermixen. Mit Salz, Pfeffer und Muskat abschmecken und über die Kartoffeln geben.

Avocado, Zwiebel und Knoblauch in Scheiben schneiden. Mit Mangold unter die Kartoffeln heben. Walnusskerne zerkleinern und über den Salat geben.

WARUM IST DIESES REZEPT GUT FÜR DAS GEHIRN?

- *Omega-3-Fettsäuren: Avocado, Walnüsse und Olivenöl liefern wertvolle ungesättigte Fettsäuren, die die Gehirngesundheit unterstützen.*
- *Ballaststoffe: Kartoffeln, Mangold und Avocado fördern eine gesunde Darmflora und sorgen für eine konstante Energieversorgung des Gehirns.*
- *Antioxidanzien: Avocado und Mangold enthalten sekundäre Pflanzenstoffe, die entzündungshemmend wirken und das Gehirn schützen.*

Ein cremiger, gehirnfreundlicher Salat mit gesunden Fetten, Ballaststoffen und antioxidativen Inhaltsstoffen.

▶ Hirsesalat mit Feta und Granatapfel

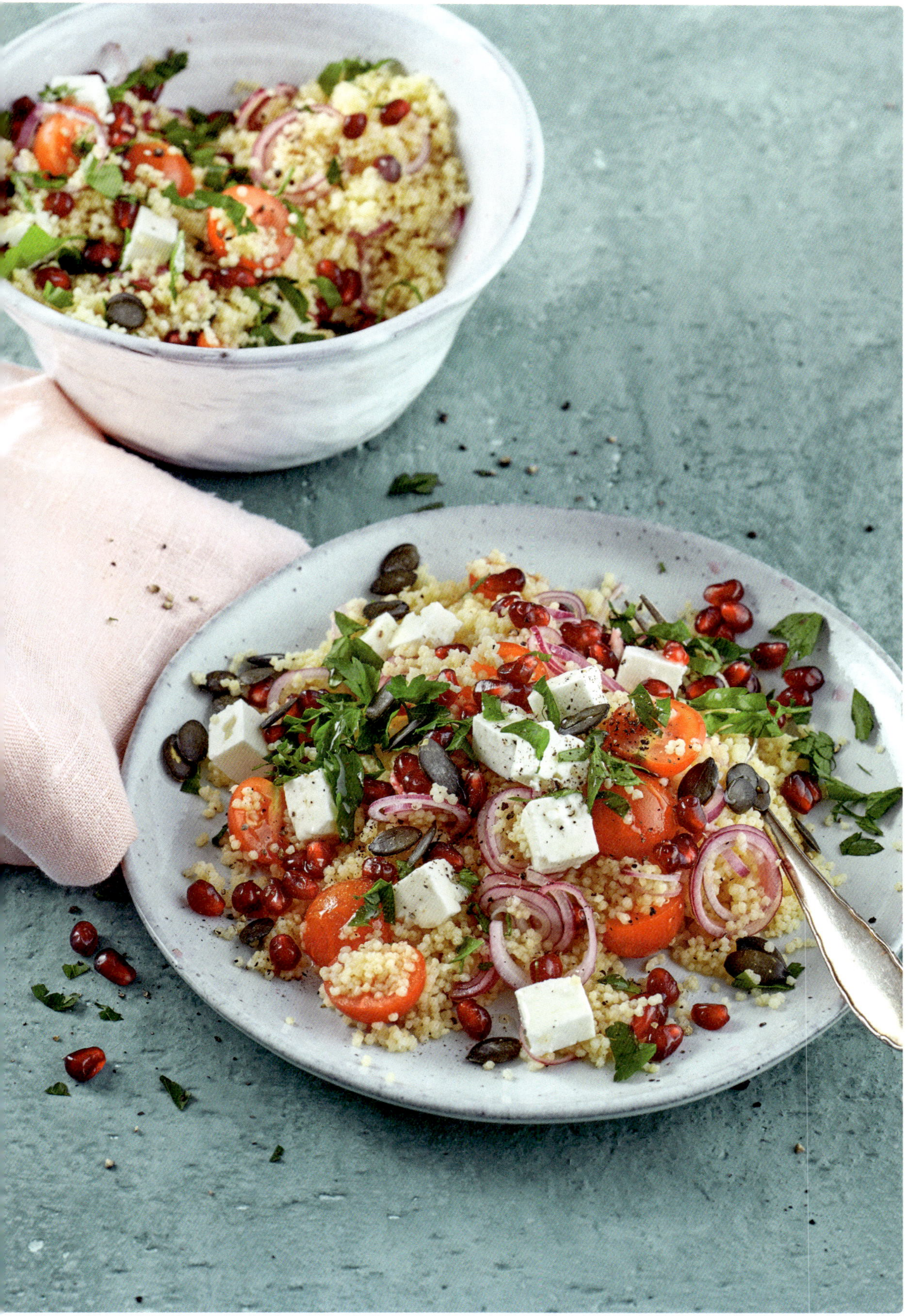

Weißer Bohnensalat mit Feta

FÜR 2 PORTIONEN | CA. 15 MIN.

1 Dose weiße Bohnen (ca. 240 g Abtropfgewicht) **6** Cherrytomaten **4** getrocknete Tomaten in Öl **1 Handvoll** frische Petersilie **2 EL** Olivenöl **1 EL** Zitronensaft **1 Prise** Salz **1 Prise** Pfeffer **80 g** Feta (zerbröselt) **1 EL** Kürbiskerne oder Sonnenblumenkerne (optional)

Die weißen Bohnen in ein Sieb geben, gut abspülen und abtropfen lassen. Cherrytomaten halbieren, getrocknete Tomaten in kleine Stücke schneiden und die Petersilie waschen, abtupfen und fein hacken.

Für das Dressing Olivenöl, Zitronensaft, Salz und Pfeffer in einer kleinen Schüssel verrühren.

Alle Zutaten in eine Schüssel geben, das Dressing darüber verteilen und vorsichtig vermengen. Den Salat mit zerbröseltem Feta bestreuen und optional mit Kürbiskernen oder Sonnenblumenkernen toppen.

WARUM IST DIESES REZEPT GUT FÜR DAS GEHIRN?

- *Omega-3-Fettsäuren: Olivenöl und Kürbiskerne liefern gesunde ungesättigte Fettsäuren, die die Gehirnzellen schützen.*
- *Ballaststoffe: Weiße Bohnen, Tomaten und Petersilie fördern eine gesunde Darmflora, die mit kognitiven Prozessen in Verbindung steht.*
- *Vitamin B_{12}: Feta ist eine wertvolle Quelle für Vitamin B_{12}, das essenziell für die Nervenfunktion und das Gedächtnis ist.*

Ein proteinreicher, nährstoffdichter Salat mit gesunden Fetten, Ballaststoffen und wichtigen Vitaminen für die Gehirnfunktion.

Thai-Nudelsalat mit Rotkohl und Erdnüssen

FÜR 2–3 PORTIONEN | CA. 20 MIN.

FÜR DEN SALAT:

100 g Glasnudeln **150 g** Rotkohl **1 große** Möhre **2 mittelgroße** Frühlingszwiebeln **50 g** gesalzene Erdnüsse (grob gehackt) **1 EL** Sesam (geröstet, optional) **1 Handvoll** frischer Koriander oder Minze (gehackt, optional)

FÜR DAS DRESSING:

2 EL Limettensaft **1 EL** Sojasauce **1 TL** Honig oder Ahornsirup **1 TL** Sesamöl **1 TL** Erdnussmus (optional, für extra Cremigkeit) **½ TL** Ingwer (gerieben) **1 kleine** Knoblauchzehe **1 Prise** Chiliflocken (nach Geschmack)

Für den Salat Glasnudeln nach Packungsanweisung in heißem Wasser einweichen oder kurz kochen. Anschließend abgießen, mit kaltem Wasser abschrecken und mit einer Schere in kürzere Stücke schneiden.

Rotkohl in feine Streifen schneiden, Möhre schälen und raspeln und Frühlingszwiebeln in Ringe schneiden. Alles in eine große Schüssel geben.

Für das Dressing Limettensaft, Sojasauce, Honig, Sesamöl, Erdnussmus, Ingwer, gepresste Knoblauchzehe und Chiliflocken in einer kleinen Schüssel gut verrühren.

Anschließend die Glasnudeln mit dem Gemüse und dem Dressing vermengen. Den Salat mit Erdnüssen, Sesam und frischen Kräutern garnieren. Direkt servieren oder für eine intensivere Geschmacksentwicklung 15 Minuten ziehen lassen.

WARUM IST DIESES REZEPT GUT FÜR DAS GEHIRN?

- *Omega-3-Fettsäuren: Sesamöl und Erdnüsse liefern gesunde ungesättigte Fettsäuren, die die Gehirnzellen schützen.*
- *Ballaststoffe: Rotkohl, Möhren und Glasnudeln unterstützen eine gesunde Darmflora und eine stabile Energieversorgung des Gehirns.*
- *Antioxidanzien: Rotkohl, Ingwer, Knoblauch und Koriander enthalten sekundäre Pflanzenstoffe, die entzündungshemmend wirken und das Gedächtnis unterstützen können.*

Ein frischer, gehirnfreundlicher Salat mit gesunden Fetten, Ballaststoffen und antioxidativen Inhaltsstoffen.

Grüner Couscous-Salat

SALAT | FÜR 4 PERSONEN | 20 MIN.

200 g Couscous **500 ml** Gemüsebrühe (Instant) **1 Bund** Basilikum **½ Bund** Minze **1 Bund** Rucola **125 g** junger Spinat **200 g** Feta **4 EL** Zitronensaft **4 EL** Olivenöl Salz schwarzer Pfeffer

Couscous in der heißen Brühe ca. 5 Min. quellen lassen.

Basilikum- und Minzeblättchen waschen, trocken tupfen, abzupfen und hacken. Rucola waschen, trocken schütteln, Blätter sehr fein hacken. Spinat waschen, trockenschleudern und grobhacken. Feta mundgerecht würfeln.

Zitronensaft mit Öl verrühren. Kräuter, Rucola und Spinat, Dressing und Feta unter den Couscous mischen. Salzen und pfeffern.

WARUM IST DIESES REZEPT GUT FÜR DAS GEHIRN?

- *Omega-3-Fettsäuren: Olivenöl liefert ungesättigte Fettsäuren, die entzündungshemmend wirken und die Gehirnfunktion unterstützen.*
- *Ballaststoffe: Couscous, Spinat und Rucola fördern eine gesunde Verdauung und sorgen für eine stabile Energieversorgung des Gehirns.*
- *Vitamin B_{12}: Feta ist eine gute Quelle für Vitamin B_{12}, das essenziell für die Nervenfunktion und das Gedächtnis ist.*

Ein leichter, nährstoffreicher Salat mit gesunden Fetten, Ballaststoffen und wichtigen Vitaminen für die Gehirnfunktion.

Brokkoli-Blumenkohl-Salat

SALAT | FÜR 4 PERSONEN| 30 MIN.

400 g Blumenkohl **600 g** Brokkoli **40 g** Pinienkerne **60 g** getrocknete Tomaten in Öl **2 TL** Senf **1 TL** Honig **2 EL** Apfelessig **4 EL** Rapsöl Salz weißer Pfeffer

Blumenkohl und Brokkoli in Röschen zerteilen, bissfest garen und abtropfen lassen.

Pinienkerne ohne Fett rösten und erkalten lassen. Von den getrockneten Tomaten das Öl abtupfen und die Tomaten in feine Würfel schneiden.

Senf, Honig, Essig und Rapsöl verrühren. Mit Salz und Pfeffer abschmecken. Marinade, Pinienkerne und Tomaten unter das lauwarme Gemüse mischen und servieren.

WARUM IST DIESES REZEPT GUT FÜR DAS GEHIRN?

- *Omega-3-Fettsäuren: Rapsöl und Pinienkerne liefern gesunde ungesättigte Fettsäuren, die die Gehirnzellen schützen.*
- *Ballaststoffe: Brokkoli und Blumenkohl fördern eine gesunde Darmflora, die mit kognitiven Funktionen in Verbindung steht.*
- *Antioxidanzien: Getrocknete Tomaten enthalten Lycopin. Brokkoli und Blumenkohl enthalten Sulforaphan. Diese Stoffe wirken gegen oxidativen Stress im Gehirn.*

Ein knackiger, gehirnfreundlicher Salat mit gesunden Fetten, Ballaststoffen und antioxidativen Inhaltsstoffen.

▶ Brokkoli-Blumenkohl-Salat

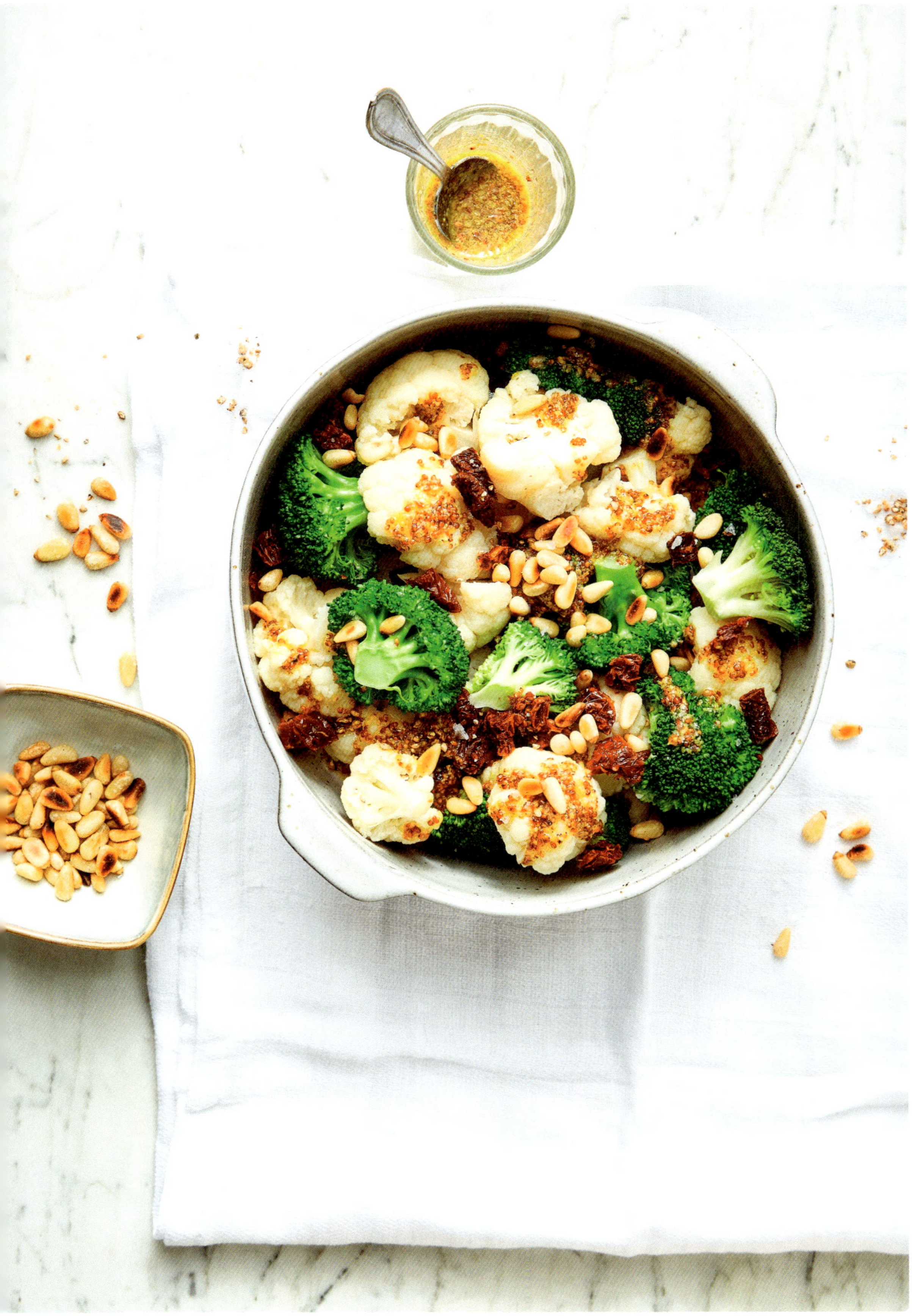

Salat mit gerösteten Kichererbsen und Avocado

SALAT | FÜR 2 PORTIONEN | CA. 30 MIN.

FÜR DEN SALAT:

1 Dose Kichererbsen (ca. 240 g Abtropfgewicht) 1 EL Olivenöl ½ TL Paprikapulver (edelsüß) 1 Prise Salz 1 Prise Pfeffer 1 Handvoll Rucola oder Babyspinat ½ Salatgurke 6 Cherrytomaten 1 EL Kürbiskerne (geröstet) 1 kleine Avocado

FÜR DAS JOGHURT-SENF-DRESSING:

3 EL Naturjoghurt 1 TL Senf (z. B. mittelscharf oder Dijon) 1 TL Zitronensaft ½ TL Honig oder Ahornsirup 1 EL Olivenöl 1 Prise Salz 1 Prise Pfeffer

Kichererbsen abspülen, abtropfen lassen und mit einem Küchentuch trocken tupfen. Mit Olivenöl, Paprikapulver, Salz und Pfeffer vermengen.

Eine Pfanne erhitzen und die Kichererbsen darin bei mittlerer Hitze in ca. 10–15 Min. goldbraun rösten. Alternativ im Backofen bei 200 °C (Ober-/Unterhitze) in ca. 20 Minuten knusprig backen.

Rucola waschen, Gurke würfeln, Tomaten halbieren. Avocado entkernen, Fruchtfleisch herauslösen und in Stücke schneiden.

Alle Zutaten für das Joghurt-Senf-Dressing in einer kleinen Schüssel gut verrühren. Nach Geschmack mit Salz und Pfeffer abschmecken.

Salatzutaten in eine Schüssel geben, Dressing darüber verteilen und gut vermengen. Geröstete Kichererbsen und Kürbiskerne darüberstreuen und servieren.

WARUM IST DIESES REZEPT GUT FÜR DAS GEHIRN?

- *Omega-3-Fettsäuren: Olivenöl, Kürbiskerne und Avocado liefern gesunde ungesättigte Fettsäuren, die Entzündungen hemmen und die Gehirnzellen schützen.*
- *Ballaststoffe: Kichererbsen, Rucola, Gurke und Tomaten fördern eine gesunde Darmflora, die mit kognitiven Funktionen in Verbindung steht.*
- *Antioxidanzien: Paprikapulver, Senf und Rucola enthalten sekundäre Pflanzenstoffe, die die Gehirnzellen vor oxidativem Stress schützen können.*

Ein frischer, nährstoffreicher Salat mit wertvollen Fetten, Ballaststoffen und Antioxidanzien – ideal für eine gehirnfreundliche Ernährung.

Apfel-Hagebutten-Muffins mit Walnüssen

SÜSSES | FÜR 12 STÜCK | 15 MIN. + 40 MIN. BACKZEIT

Butter für die Form **200 g** feine Haferflocken **50 g** Walnusskerne plus **12 ganze** Walnusskernhälften für die Deko Kerne von **½** Granatapfel **30 g** geschroteter Leinsamen **1 TL** Ceylon-Zimt **2 TL** Backpulver **1 Prise** Salz **2 Eier** **250 g** Buttermilch **100 g** ungesüßtes Apfelmus (Apfelmark) **100 g** Hagebuttenmus **50 g** flüssiger Honig

Backofen auf 180 °C (160 °C Umluft) vorheizen. 12er-Muffinblech mit Butter einfetten. Haferflocken zu grobem Mehl mahlen (mit der Mühle, der Küchenmaschine oder dem Blitzhacker). Walnusskerne grobhacken. Die Kerne aus dem halben Granatapfel herauslösen.

Hafermehl mit Walnüssen, Leinsamen, Zimt, Backpulver und Salz in einer großen Schüssel vermischen. Eier in einer weiteren Schüssel mit dem Schneebesen schaumig rühren. Dann Buttermilch, Apfelmus, Hagebuttenmus und Honig zugeben, verrühren und anschließend unter die Hafer-Nuss-Mischung rühren. Zuletzt auch die Granatapfelkerne unterrühren.

Teig auf die Muffinförmchen verteilen und je 1 Walnusshälfte daraufsetzen. Muffins im vorgeheizten Backofen 40 Min. backen. Herausnehmen und in den Förmchen auskühlen lassen. Erst dann aus den Vertiefungen lösen.

WARUM IST DIESES REZEPT GUT FÜR DAS GEHIRN?

- *Omega-3-Fettsäuren: Walnüsse und Leinsamen liefern essenzielle ungesättigte Fettsäuren, die die Gehirnzellen schützen.*
- *Ballaststoffe: Haferflocken, Apfelmus und Hagebuttenmus unterstützen die Darmgesundheit und eine stabile Energieversorgung des Gehirns.*
- *Antioxidanzien: Granatapfelkerne und Zimt enthalten wertvolle Polyphenole, die oxidativen Stress im Gehirn reduzieren können.*
- *Mineralstoffe: Leinsamen enthalten Eisen, was die Sauerstoffversorgung des Gehirns stärkt.*

Eine gehirnfreundliche Muffin-Variante mit gesunden Fetten und Antioxidanzien – wegen des Honiganteils jedoch nur in Maßen genießen.

Himbeer-Chia-Joghurt

SÜSSES | FÜR 2 PORTIONEN
10 MIN. + QUELLZEIT ÜBER NACHT

2 EL Chiasamen **200 ml** Mandeldrink **250 g** Himbeeren **200 g** Sojajoghurt **1–2 getrocknete** Datteln **1 TL** gehackte Walnusskerne **½ EL** Quinoaflocken **½ EL** geschroteter Leinsamen **½ EL** flüssiger Honig

Chiasamen mit Mandeldrink verrühren und zugedeckt über Nacht im Kühlschrank quellen lassen.

Am nächsten Morgen Himbeeren mit einer Gabel fein zerdrücken und unter die Chia-Mischung rühren. In 2 Schälchen geben und Sojajoghurt darauf verteilen.

Datteln hacken und mit Walnüssen, Quinoaflocken, Leinsamen und Honig vermengen. Auf den Joghurt geben.

WARUM IST DIESES REZEPT GUT FÜR DAS GEHIRN?

- *Omega-3-Fettsäuren: Chiasamen, Leinsamen und Walnüsse liefern essenzielle Fettsäuren, die entzündungshemmend wirken und die Gehirnfunktion unterstützen.*
- *Ballaststoffe: Chiasamen, Quinoaflocken und Himbeeren fördern eine gesunde Darmflora und sorgen für eine stabile Energieversorgung des Gehirns.*
- *Antioxidanzien: Himbeeren enthalten viele Polyphenole, die oxidativen Stress im Gehirn reduzieren können.*

Ein nährstoffreicher, gehirnfreundlicher Snack mit gesunden Fetten, Ballaststoffen und antioxidativen Inhaltsstoffen.

Vegane Schokomousse

SÜSSES | 2 PORTIONEN | 20 MIN.

100 g dunkle Schokolade **200 g** Seidentofu **½ TL** Vanille **1 EL** Kakaopulver **1 EL** Dattelsirup vegane Schlagsahne (optional) **2 EL** Haselnüsse

Dunkle Schokolade im Wasserbad schmelzen. Tofu, Vanille, Kakao, Dattelsirup, geschmolzene Schokolade und optional vegane Schlagsahne in einen Mixer geben und mixen, bis das Ganze cremig ist.

Haselnüsse rösten und grobhacken. Mousse in Dessertgläser füllen, mit Haselnüssen garnieren und bis zum Verzehr kalt stellen.

WARUM IST DIESES REZEPT GUT FÜR DAS GEHIRN?

- *Omega-3-Fettsäuren: Haselnüsse liefern neben Vitamin K gesunde ungesättigte Fettsäuren, die das Gehirn unterstützen.*
- *Proteine: Seidentofu enthält zwar weniger Eiweiß als fester Tofu, ist aber eine gute Quelle für essenzielle Aminosäuren, die für die Produktion von Neurotransmittern notwendig sind.*
- *Antioxidanzien: Dunkle Schokolade und Kakao sind reich an Flavonoiden, die oxidativen Stress im Gehirn reduzieren können.*

Eine gehirnfreundliche Dessert-Alternative mit wertvollen Antioxidanzien – aufgrund des Zuckeranteils jedoch nur in Maßen genießen.

► Vegane Schokomousse

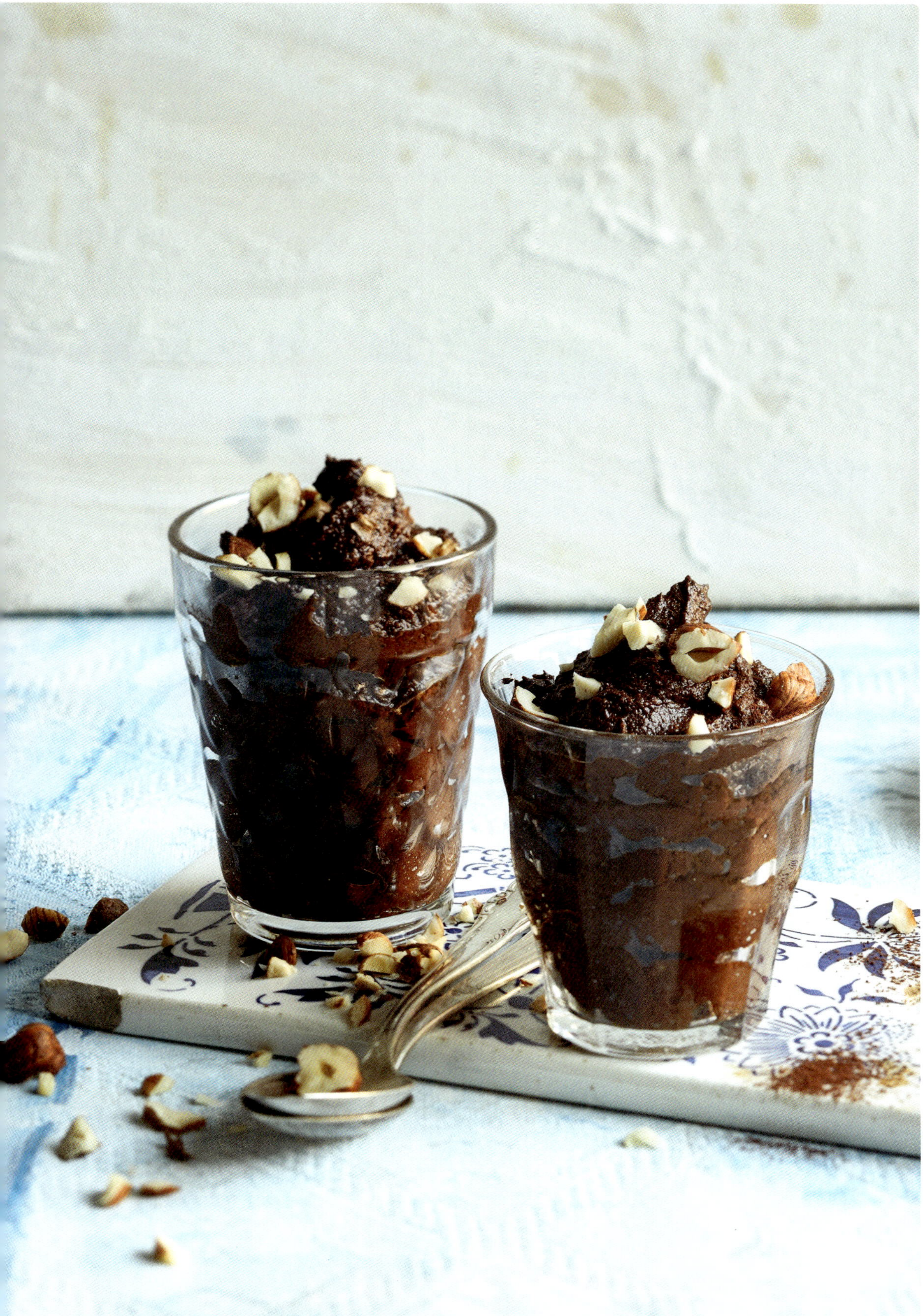

Dattel-Schoko-Walnuss-Riegel

SÜSSES | FÜR 12 STÜCK | 20 MIN. + 2 STD. 20 MIN. KÜHLZEIT

FÜR DIE RIEGEL:

300 g Walnusskerne **75 g** ungesüßtes Kakaopulver **1 Prise** Salz **150 g** Trockenfrüchte (Rosinen, Aprikosen) **300 g** getrocknete Datteln ohne Stein **90 g** flüssiger Honig oder Ahornsirup

FÜR DAS FROSTING:

175 g getrocknete Datteln ohne Stein **1 ½** Avocados **40 g** ungesüßtes Kakaopulver **3 TL** flüssiger Honig oder Ahornsirup **30 ml** Olivenöl **12 ganze** Walnusskerne zum Garnieren

Ein kleines Backblech (20×20cm) mit Backpapier auslegen. Walnüsse, Kakao und Salz für die Riegel in einem Mixer ca. 2 Min. mixen, bis sich die Masse zu einem klebrigen Ball geformt hat. Trockenfrüchte, Datteln und Honig oder Ahornsirup zugeben und in weiteren 1–2 Min. zu einer glatten Masse mixen. Masse auf dem mit Backpapier ausgelegten Backblech verteilen und glatt drücken. Mindestens 20 Min. im Kühlschrank kaltstellen.

Datteln für das Frosting 20 Min. in etwas Wasser einweichen. Dann abgießen und trocken tupfen. Avocados halbieren, Stein entfernen und Fruchtfleisch mit einem Löffel aus der Schale heben. Avocados und Datteln mit allen anderen Zutaten für das Frosting in der Küchenmaschine in 1–2 Min. zu einer glatten Masse mischen. Mindestens 2 Std. kaltstellen.

Frosting gleichmäßig über die Riegel verteilen und mit Walnüssen garnieren. Mit einem scharfen Messer in 12 gleich große Riegel schneiden. Die Riegel können sofort verzehrt oder im Kühlschrank bis zu 5 Tage aufbewahrt werden.

WARUM IST DIESES REZEPT GUT FÜR DAS GEHIRN?

- *Omega-3-Fettsäuren: Walnüsse und Olivenöl liefern essenzielle ungesättigte Fettsäuren, die die Gehirnzellen schützen und Entzündungen reduzieren.*
- *Ballaststoffe: Datteln, Rosinen und Aprikosen fördern eine gesunde Darmflora, die eng mit der kognitiven Gesundheit verbunden ist.*
- *Antioxidanzien: Kakaopulver und Avocado enthalten wertvolle Polyphenole, die oxidativen Stress im Gehirn reduzieren können.*
- *Vitamine: Datteln sind reich an Folsäure (Vitamin B_9), die entscheidend für die Nervenzellfunktion ist.*

Ein gehirnfreundlicher, energiereicher Snack mit gesunden Fetten und Antioxidanzien – durch den natürlichen Zuckeranteil jedoch in Maßen genießen.

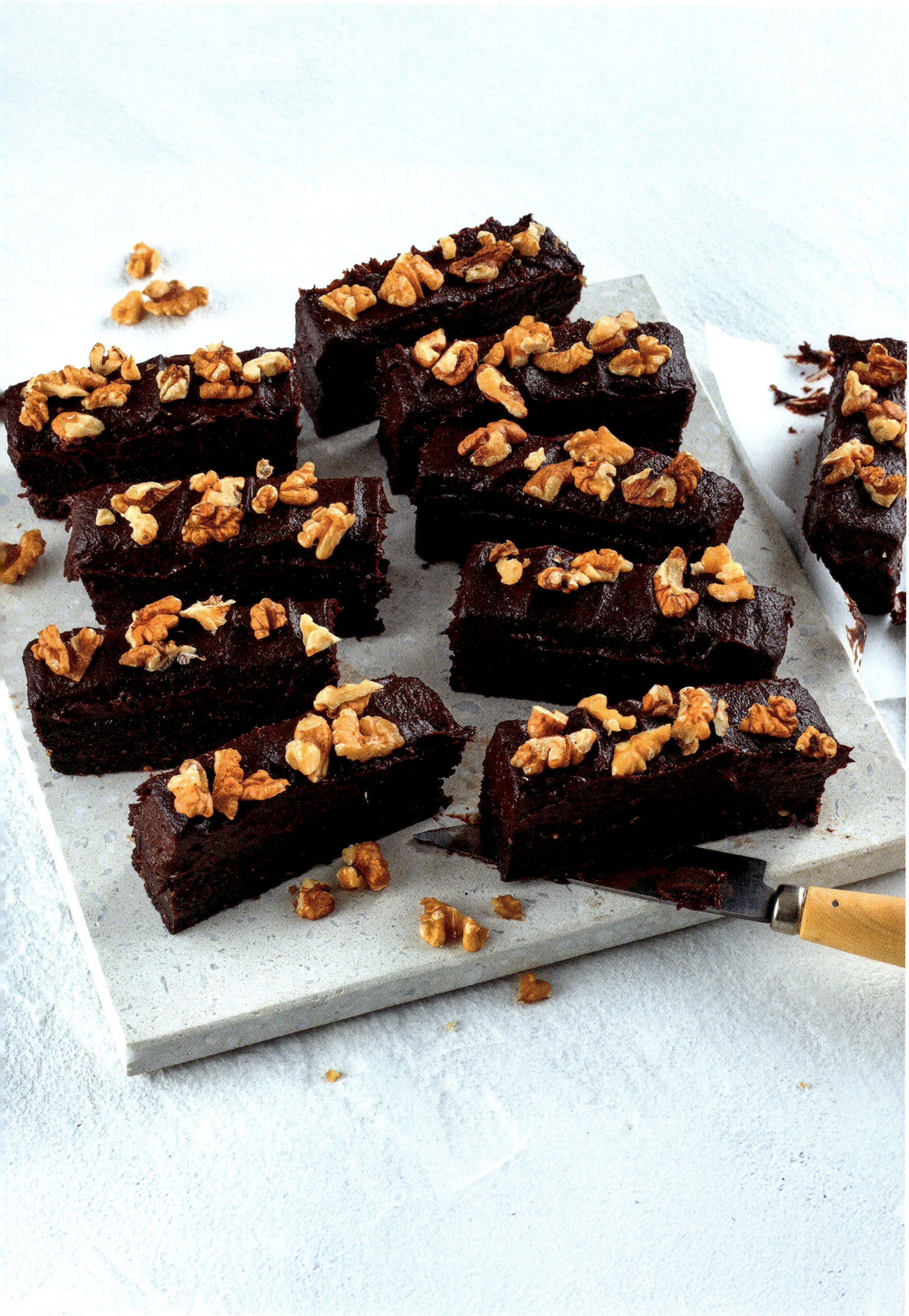

Apfelkuchen mit Cranberrys

SÜSSES | FÜR 8 STÜCK / 1 SPRINGFORM Ø 20 CM | 25 MIN. + 45 MIN. BACKZEIT

300 g säuerliche Äpfel **1 EL** frisch gepresster Zitronensaft **50 g** ungesüßte getrocknete Cranberrys **200 g** Vollkorn-Dinkelmehl **2 TL** Backpulver **1 Prise** Salz **50 g** gemahlene Mandeln **½ TL** gemahlene Vanille **1 TL** Ceylon-Zimt **150 ml** Mandeldrink **150 g** ungesüßtes Apfelmus (Apfelmark) **1 EL** Rapsöl

Backofen auf 180 °C (160 °C Umluft) vorheizen. Äpfel schälen, halbieren, Kerngehäuse entfernen und Fruchtfleisch fein würfeln. Mit Zitronensaft beträufeln. Cranberrys grobhacken.

Mehl mit Backpulver, Salz und Mandeln verrühren. Vanille und Zimt zum Mehl geben.

Mandeldrink mit Apfelmus und Öl verrühren, dann ebenfalls zum Mehl geben und alles zu einem glatten Teig verrühren.

Äpfel und Cranberrys unterheben. Springform fetten, Teig einfüllen und glattstreichen. Im vorgeheizten Backofen ca. 45 Min. backen.

WARUM IST DIESES REZEPT GUT FÜR DAS GEHIRN?

- *Omega-3-Fettsäuren: Rapsöl und Mandeln enthalten gesunde ungesättigte Fettsäuren, die zur Gehirngesundheit beitragen.*
- *Ballaststoffe: Vollkorn-Dinkelmehl, Äpfel und Cranberrys unterstützen eine stabile Blutzuckerregulation und fördern die Darmgesundheit.*
- *Antioxidanzien: Cranberrys und Zimt enthalten sekundäre Pflanzenstoffe, die entzündungshemmend wirken und das Gehirn schützen können.*

Ein vollwertiger Kuchen mit gesunden Zutaten, aber durch den Fruchtzuckeranteil nicht für den täglichen Verzehr geeignet.

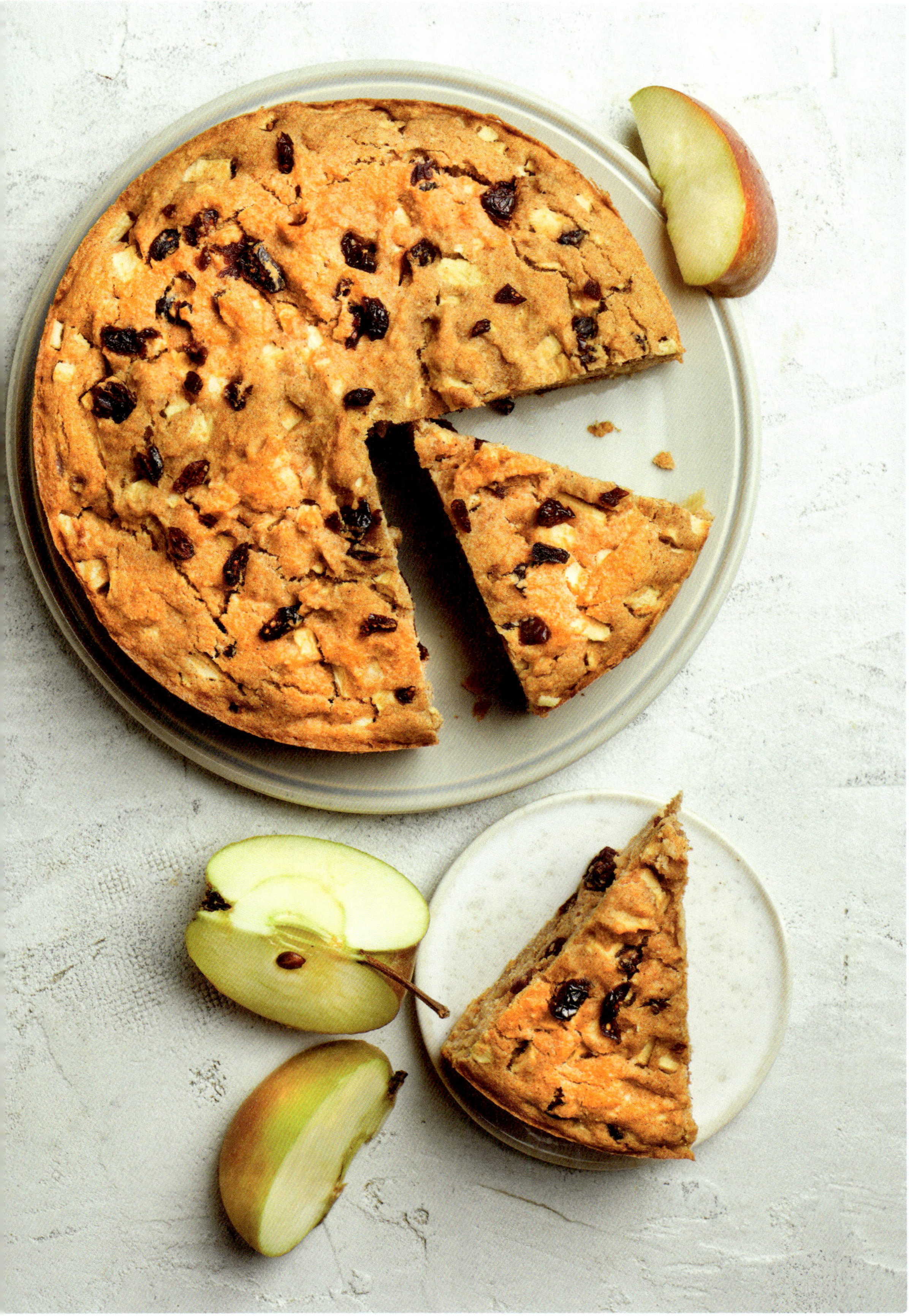

WAS ANGEHÖRIGE TUN KÖNNEN

Mit dem Fortschreiten der Demenz können Betroffene eine Reihe von Verhaltensauffälligkeiten zeigen, die für sie selbst und ihre Angehörigen belastend sein können. Einige Symptome wurden schon in den vorherigen Kapiteln genauer erklärt. Hier beschäftigen wir uns noch einmal mit häufigen Verhaltensauffälligkeiten bei Demenz und geben Ihnen Hinweise, wie Angehörige damit umgehen können.

Was tun bei Verhaltensauffälligkeiten?

Häufige Verhaltensauffälligkeiten bei Demenz sind

- Agitation und Unruhe
- Aggressivität
- Wahnvorstellungen und Halluzinationen
- Apathie und Rückzug
- Schlafstörungen
- Verwirrtheit und Desorientierung

Agitation und Unruhe

Bei Menschen mit Demenz kann sich Agitation und Unruhe durch Ruhelosigkeit, zielloses Umherwandern und Nesteln zeigen. Sie wiederholen häufig Bewegungen ohne erkennbaren Zweck. Diese Symptome werden oft durch Überforderung, Schmerzen, Unwohlsein oder eine ungewohnte Umgebung ausgelöst. Die betroffene Person kann sich überfordert oder verloren fühlen.

Angehörige sollten eine ruhige und vertraute Umgebung schaffen, um Stress zu minimieren. Klare und einfache Routinen helfen, Sicherheit und Orientierung zu geben. Beruhigende Aktivitäten wie das Hören der Lieblingsmusik oder Spaziergänge können ebenfalls helfen. Es ist wichtig, die Ursachen für Unwohlsein, wie Schmerzen oder Hunger, zu identifizieren und zu beseitigen. Bei neuen Umgebungen hilft oft Ablenkung durch Nesteln. Geben Sie den Betroffenen einen Schal oder etwas, womit sie sich beschäftigen können.

© smilewalli/stock.adobe.com

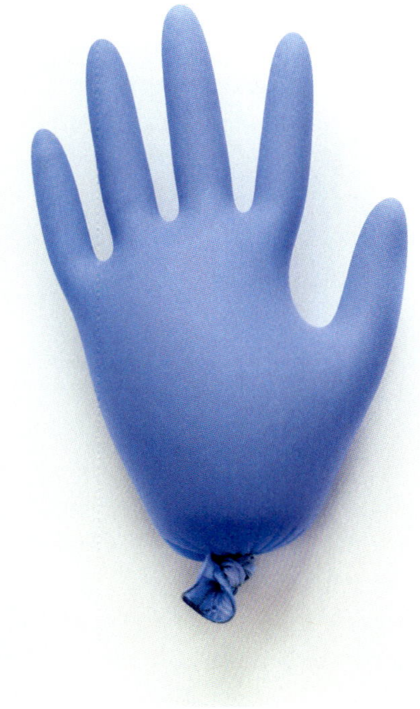

Ein aufgeblasener medizinischer Handschuh kann beim Warten im Krankenhaus oder beim Arztbesuch für Beschäftigung sorgen.

Aggressivität

Aggressivität kann sich bei Demenzkranken in verbalen Ausbrüchen wie Schreien und Schimpfen oder in physischer Gewalt wie Schlagen und Stoßen äußern. Aggressives Verhalten resultiert häufig aus Frustration über den Verlust kognitiver Fähigkeiten, Missverständnissen, Schmerzen oder Angst. Die betroffene Person kann sich missverstanden oder bedroht fühlen.

Angehörige sollten ruhig bleiben und eine konfrontative Haltung vermeiden. Es ist hilfreich, die Situation durch Ablenkung oder das Verlassen des Raums zu deeskalieren. Es ist wichtig, die Ursachen für die Aggression zu identifizieren und zu adressieren, sei es durch Schmerzlinderung oder Reduktion von Überforderung. Bei anhaltenden Problemen sollte professionelle Hilfe in Anspruch genommen werden.

Wahnvorstellungen und Halluzinationen

Demenzerkrankte können Wahnvorstellungen haben und Dinge sehen oder hören, die nicht existieren. Sie entwickeln irrationale Überzeugungen, wie beispielsweise, dass jemand sie bestehlen will. Diese Symptome werden durch Veränderungen im Gehirn verursacht, die die Wahrnehmung der Realität beeinträchtigen.

Angehörige sollten nicht versuchen, die falschen Überzeugungen direkt zu korrigieren, sondern beruhigend wirken und die betroffene Person ablenken. Es ist wichtig, die Sicherheit zu gewährleisten, indem gefährliche Gegenstände entfernt werden. Bei Bedarf sollte ärztlicher Rat eingeholt werden, um die Situation besser zu managen. Versuchen Sie nicht, die betroffene Person zu korrigieren, sondern fragen Sie genau nach, was die Person sieht oder hört. So können Sie dies auch genau beim nächsten ärztlichen Termin beschreiben.

Apathie und Rückzug

Apathie und Rückzug zeigen sich durch den Verlust des Interesses an Aktivitäten, sozialen Rückzug und verminderte emotionale Reaktionen. Diese Symptome können durch fortgeschrittene kognitive Beeinträchtigungen und Depressionen verursacht werden.

Angehörige sollten versuchen, das Interesse der Betroffenen mit bekannten und beliebten Aktivitäten zu wecken. Soziale Interaktionen sollten gefördert und positive Verstärkung angewendet werden. Es ist wichtig, eine Umgebung zu schaffen, die zur Teilnahme an Aktivitäten einlädt und motiviert.

ZUSAMMENFASSUNG

Was tun bei Verhaltensauffälligkeiten?

- Manche Verhaltensauffälligkeiten haben andere Ursachen, wie Schmerzen oder Unwohlsein.
- Durch einfache Umstellungen kann man der betroffenen Person schon helfen, wie Beschäftigen mit einem Nestelkissen oder einfache Kalender zur Orientierung.
- Angehörige sollten versuchen, die Verhaltensauffälligkeiten wahrzunehmen und zu notieren, damit dies beim nächsten ärztlichen Termin thematisiert werden kann, um sich ggf. medikamentöse Hilfe zu holen.

Schlafstörungen

Betroffene mit Demenz können Veränderungen im Schlaf-wach-Rhythmus, nächtliche Unruhe oder Umherwandern erleben. Diese Symptome resultieren oft aus Veränderungen im Gehirn, die den Schlaf-wach-Rhythmus beeinflussen, sowie aus allgemeinem Unwohlsein.

Eine regelmäßige Schlafroutine kann helfen, den Schlaf-wach-Rhythmus zu stabilisieren. Tagsüber sollten ausreichend körperliche Aktivitäten eingeplant werden. Die Schlafumgebung sollte ruhig und komfortabel gestaltet werden und koffeinhaltige Getränke sowie große Mahlzeiten am Abend sollten gemieden werden. Gegebenenfalls ist es ratsam, medizinischen Rat einzuholen, um mögliche Medikamente zu besprechen. Achten Sie auf mögliche Stolperfallen in der häuslichen Umgebung und sichern Sie die Umgebung ab.

Verwirrtheit und Desorientierung

Betroffene haben Schwierigkeiten, sich zeitlich, räumlich oder bezüglich Personen zu orientieren. Sie können vergessen, wo sie sind oder welcher Tag es ist, oder Personen nicht mehr erkennen. Diese Symptome werden durch die fortschreitende Beeinträchtigung des Gedächtnisses und der kognitiven Fähigkeiten verursacht.

Klare und deutliche Kommunikation ist wichtig. Angehörige sollten Orientierungshilfen wie Kalender und Uhren zur Verfügung stellen. Eine vertraute Umgebung kann helfen, Verwirrung zu reduzieren. Beruhigende und unterstützende Interaktionen sind ebenfalls hilfreich, um den Betroffenen zu helfen, sich sicher und verstanden zu fühlen.

Versuchen Sie, einen möglichst einfachen Kalender zu nutzen. Ein Bild kann bei der Orientierung über die Jahreszeit helfen. Ermutigen Sie den Betroffenen, täglich den Kalender auf den aktuellen Wochentag und das Datum umzustellen. Dies kann für die Orientierung hilfreich sein. Solche Kalender findet man häufig in Montessori-Shops.

Umgang mit Demenz in der Familie/Partnerschaft

Es ist nicht leicht, plötzlich eine pflegende Person zu sein. Oft sieht man den eigenen Elternteil oder andere Angehörige zum ersten Mal gebrechlich und hilfsbedürftig, was emotional belastet. Es ist verständlich, wenn Sie die Pflege nicht oder nur teilweise übernehmen wollen und Grenzen ziehen, was die körperliche Pflege angeht. Sprechen Sie offen an, was Sie in Ihrer neuen Rolle übernehmen wollen und was nicht. Nutzen Sie einen professionellen Pflegedienst oder eine andere Pflegedienstleitung, um auch

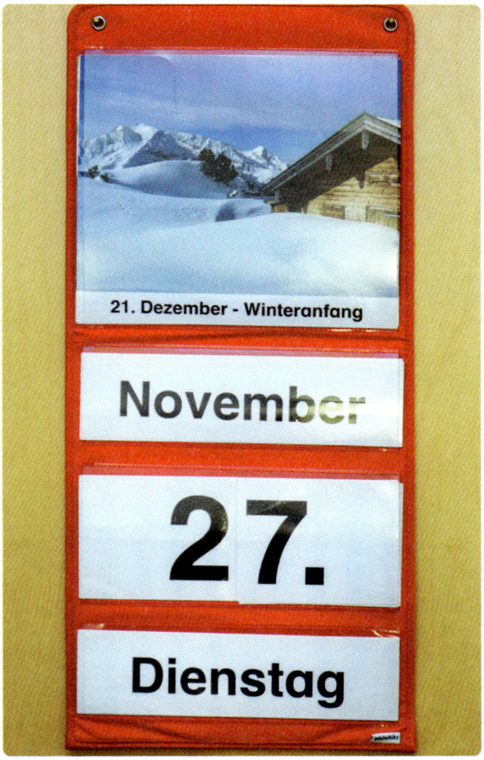

▲ Ein großer Kalender mit Bildern gibt Orientierung.

Ihrer alten Rolle, des Kindes, des Ehepartners usw., gerecht werden zu können.

Auch wenn Demenzerkrankungen zu ähnlichen Symptomen führen, nehmen Angehörige diese unterschiedlich wahr, je nachdem in welchem Verhältnis sie zu der betroffenen Person stehen.

Heute wird zunehmend auch die palliative Versorgung als wichtiger Bestandteil des Umgangs mit Demenz gesehen. Palliative Versorgung bedeutet, sich ganz auf die Linderung von Leiden und die Verbesserung der Lebensqualität zu konzentrieren – und zwar nicht nur am Lebensende. Sie schließt die Behandlung von körperlichen Beschwerden wie Schmerzen oder Unruhe ebenso ein wie die Unterstützung in seelischen, sozialen oder spirituellen Fragen.

Die aktuelle S3-Leitlinie Demenzen (S. 59) empfiehlt ausdrücklich, palliative Maßnahmen frühzeitig in die Betreuung von Menschen mit Demenz einzubeziehen. Denn viele belastende Symptome – z. B. Schmerzen, Ängste oder Einsamkeit – können von den Betroffenen oft nicht mehr klar geäußert werden. Eine aufmerksame, ganzheitliche Begleitung hilft, solche Probleme früh zu erkennen und gezielt zu lindern.

Wann genau palliative Versorgung beginnt, ist nicht streng festgelegt. Wichtig ist vielmehr, dass Angehörige und Betreuungspersonen frühzeitig das Gespräch darüber suchen: Welche Wünsche hat die betroffene Person? Welche Behandlungen sind gewünscht – und welche vielleicht nicht? Wie kann ein würdevolles Leben und Sterben ermöglicht werden?

Auch Angehörige können durch palliative Unterstützung entlastet werden. Sie erhalten Hilfe im Umgang mit schwierigen Situationen und bei der Entscheidungsfindung – z. B., wenn es um medizinische Maßnahmen oder den Übergang in die letzte Lebensphase geht.

Der (Ehe-)Partner hat Demenz

Wenn ein Ehepartner bzw. Lebenspartner an Demenz erkrankt, ändert sich die Beziehung grundlegend. Die Gleichberechtigung weicht einem Ungleichgewicht, da der gesunde Partner oft die Rolle des Pflegenden übernimmt. Diese Veränderung kann Gefühle der Überforderung und Einsamkeit hervorrufen. Zudem kann der Verlust gemeinsamer Zukunftspläne und die Veränderung der Persönlichkeit des erkrankten Partners Trauer und Frustration auslösen. Der gesunde Partner muss häufig Aufgaben übernehmen, die vorher vom erkrankten Partner erledigt wurden, was zu Anpassungsproblemen führen kann. Um die Beziehung zu pflegen, ist es wichtig, die Kommunikation aufrechtzuerhalten, auch wenn die verbale Kommunikation schwierig wird. Nonverbale Gesten wie Umarmungen, Lächeln und Berührungen sind hierbei essenziell. Gemeinsame Aktivitäten, die beiden Spaß machen und die der Demenzerkrankte noch bewältigen kann, wie Musikhören oder Spazierengehen, können ebenfalls helfen. Der gesunde Partner sollte sich zudem Zeit für sich selbst nehmen, um Überlastung zu vermeiden, und ggf. professionelle Hilfe in Anspruch nehmen. Unterstützung durch Familie, Freunde und Selbsthilfegruppen kann ebenfalls die Belastung reduzieren. Vergessen Sie nicht, dass sie Ehepartner sind, und setzen Sie Ihre Beziehung an die erste Stelle.

Ein Elternteil hat Demenz

Wenn ein Elternteil an Demenz erkrankt, erleben die Kinder häufig eine Rollenumkehr, indem sie die pflegerische Rolle übernehmen. Diese Umkehrung der traditionellen Eltern-Kind-Rollen kann emotional belastend sein, insbesondere wenn Kinder sehen, wie der Elternteil an Fähigkeiten verliert und sich verändert. Schuldgefühle und Überforderung können auftreten, wenn die Kinder das Gefühl haben, nicht genug Zeit oder Ressourcen für die Pflege aufbringen zu können. Geduld und Verständnis sind in dieser Situation wichtig, da Verhaltensänderungen durch die Krankheit bedingt sind. Wertvolle gemeinsame Zeit zu schaffen, indem man Aktivitäten findet, die der Elternteil noch genießen kann, ist ebenfalls hilfreich. Es ist wichtig, die Unterstützung durch professionelle Pflegedienste und Unterstützung aus der Familie in Anspruch zu nehmen. Die eigene psychische und physische Gesundheit darf nicht vernachlässigt werden, damit man langfristig eine gute Pflege leisten kann.

Ein Großelternteil hat Demenz

Bei einem Großelternteil mit Demenz ist die Beziehung oft durch Generationsunterschiede geprägt. Enkelkinder haben möglicherweise eine andere Perspektive und weniger direkte Pflegeverantwortung, was die Beziehung erleichtern kann. Dennoch kann der Verlust des Großelternteils als weiser Ratgeber und Vorbild emotional belastend sein. Die emotionale Bindung und die gemeinsamen Erinnerungen bleiben oft stark und können eine Quelle des Trostes sein. Gemeinsame Erinnerungen und Geschichten zu teilen, hilft, die Verbindung zu stärken und positive Erlebnisse zu bewahren. Einfache Aktivitäten wie Fotos anschauen, leichte Spiele spielen oder Musik hören können ebenfalls zur Pflege der Beziehung beitragen. Regelmäßige Besuche und Gespräche bieten emotionale Unterstützung, und der Zusammenhalt der ganzen Familie kann helfen, die Last zu verteilen und gemeinsame Zeit zu genießen.

Unterschiedliche Beziehungsverhältnisse

Die Beziehungen zu einem demenzkranken Ehepartner, Elternteil oder Großelternteil unterscheiden sich stark. Die Beziehung zum Ehepartner ist typischerweise auf gegenseitiger Abhängigkeit und Partnerschaft aufgebaut. Mit Demenz verschiebt sich dieses Gleichgewicht stark, was Anpassungen und neue Formen der Interaktion erfordert. Die emotionale Bindung bleibt oft stark, aber die Kommunikation und die Rollen innerhalb der Beziehung ändern sich erheblich. Bei einem Elternteil besteht eine natürliche Rollenumkehr, bei der das Kind die Verantwortung übernimmt, was zu komplexen Gefühlen der Pflicht, Schuld und Liebe führen kann. Die emotionale Bindung wird durch die Herausforderung verstärkt, die früher schützende Rolle des Elternteils zu übernehmen. Bei einem Großelternteil ist die Beziehung oft von liebevollen, aber weniger intensiven Interaktionen geprägt. Enkelkinder haben meist weniger direkte Pflegeverantwortung, aber starke emotionale Verbindungen und wertvolle gemeinsame

Erinnerungen. Der Fokus liegt oft auf dem Erhalt der emotionalen Bindung und der Unterstützung durch die gesamte Familie.

Pflege eines Angehörigen mit belasteter Vergangenheit

Es kann besonders herausfordernd sein, die Rolle des pflegenden Angehörigen für eine Person mit Demenz zu übernehmen, mit der man in der Vergangenheit ein schwieriges oder gar schmerzhaftes Verhältnis hatte. Vielleicht war diese Person, etwa ein Elternteil, nicht immer für Sie da oder hat Ihnen früher sogar Leid zugefügt. Es ist völlig normal, in einer solchen Situation gemischte Gefühle zu haben: Wut, Trauer, Schuldgefühle oder auch das Gefühl, verpflichtet zu sein. Wichtig ist, zu erkennen, dass es verschiedene Wege gibt, Verantwortung zu übernehmen, ohne sich selbst dabei zu überfordern. Man kann dafür sorgen, dass die betroffene Person die notwendige Unterstützung erhält, indem man beispielsweise professionelle Pflege organisiert oder andere Optionen für die Betreuung findet. So kann man sicherstellen, dass die Person versorgt wird, ohne dass man selbst die Pflege leistet oder viel Zeit mit ihr verbringen muss. Es ist in Ordnung, die eigenen Grenzen zu respektieren und gleichzeitig Verantwortung zu übernehmen – auf eine Art und Weise, die sowohl für die betroffene Person als auch für Sie selbst tragbar ist. Denken Sie daran, dass auch Ihr eigenes Wohlbefinden wichtig ist und dass es keine »richtige« oder »falsche« Art der Fürsorge gibt.

Selbsthilfe für Angehörige

Wichtig ist es, sich selbst nicht zu vergessen. Jeder kann in Situationen geraten, in denen man kurz vor der Explosion steht. Denn auch Persönlichkeitsveränderungen können zur Demenzerkrankung gehören. Das bedeutet, dass man als Angehöriger auch unangebrachtes Verhalten tolerieren und immer wieder erleben muss. Eine geliebte Person wird plötzlich unverschämt, beleidigend oder macht Witze in Situationen, die völlig unangemessen sind. Oft werfen einem Demenzerkrankte auch vor, dass man sie bestehlen wolle. Als Angehöriger erlebt man dies immer wieder und Gedanken und Gefühle wirbeln durcheinander. In solchen Extremsituationen hat man sich nur schwer unter Kontrolle. Es gibt jedoch einige Tipps, die helfen können, wieder seine Gefühle zu regulieren:

- Es kann helfen, das Zimmer für ein paar Minuten zu verlassen. Gehen Sie aus der Situation heraus und verschaffen Sie sich Abstand.
- Manchmal ist es einer pflegenden Person nicht möglich, den Raum zu verlassen, weil der an Demenz Erkrankte beobachtet werden muss. Versuchen Sie dann, mehrmals bewusst tief ein- und auszuatmen. Es kann ebenso helfen, innerlich ganz langsam rückwärts zu zählen.

Versuchen Sie außerdem, sich regelmäßig schöne Momente mit der demenzerkrankten Person zu schaffen. Meistens ist das biografische Gedächtnis noch intakt, sodass es eine Übung wäre, mit der Person gemeinsame Familienalben durchzugehen und sich darüber auszutauschen. Oft sind Angehörige darüber erstaunt, wie viel die Person noch weiß und dass sie auf einmal aufblüht. Ebenfalls kann man alte Volkslieder spielerisch durchgehen. Songtexte oder Gedichte werden selten vergessen und zaubern oft ein Lächeln ins Gesicht.

Abstand schaffen

Abstand schaffen klingt erstmal hart, jedoch ist dies essenziell für ein gesundes Verhältnis zu der zu pflegenden Person. Nur wenn Sie die nötige Kraft und Energie haben, können Sie verständnisvoll und fürsorglich für die Person da

TIPP

Sich selbst Hilfe holen

Nutzen Sie einfache Mittel, um sich zu sortieren. Manchmal hilft eine einfache Liste: Was wollte ich besorgen, fragen, organisieren? Und vor allem: Welche Punkte kann ich bei anderen vortragen, um Hilfe zu erhalten!

Ebenfalls ist es hilfreich, mit jemandem zu sprechen. Dies können Familienmitglieder, Freunde oder Nachbarn sein. Oft sind diese Personen aber voreingenommen und trösten wenig mit einem »Du weißt doch, er/sie meint das nicht so!«. Daher kann es hilfreicher sein, mit einer unbeteiligten, aber psychologisch geschulten Person zu sprechen. Das kann eine Beratungsstelle, die Telefonseelsorge (kostenfrei und rund um die Uhr unter der Nummer 0800 111 0111 oder 0800 111 0222 zu erreichen) oder kostenlose Krisentelefone im jeweiligen Bundesland zu nutzen.

Ein weiteres Hilfsangebot wurde von »Pflegen und Leben« (Autorenkasten, S. 153) ins Leben gerufen. Die gemeinnützige Website bietet psychologische Online-Beratung für pflegende Angehörige. Gesetzlich Versicherte können hier individuelle Hilfe erhalten. Die Beratung wird zwar von Psychologen und Psychologinnen durchgeführt, es ist jedoch wichtig zu betonen, dass dies keine psychotherapeutische Behandlung ersetzt.

sein. Eine gute Möglichkeit, Abstand zu schaffen, ist eine Tagespflege. Eine Tagespflegeeinrichtung bietet pflegebedürftigen Menschen, insbesondere solchen mit Demenz, die Möglichkeit, tagsüber Betreuung und Unterstützung zu erhalten, während ihre Angehörigen anderweitig beschäftigt sind. Diese Einrichtungen ermöglichen es den Betroffenen, weiterhin in ihrer vertrauten Umgebung zu bleiben, während sie professionelle Betreuung und soziale Interaktion genießen können. In einer Tagespflege für Demenzkranke werden speziell auf die Bedürfnisse dieser Personengruppe zugeschnittene Angebote gemacht.

Das Personal in einer Tagespflegeeinrichtung für Demenzkranke bietet eine umfassende Betreuung und Aufsicht. Die Betreuungspersonen überwachen den Gesundheitszustand der Teilnehmenden, unterstützen bei der Körperpflege und sorgen für ihre Sicherheit. Darüber hinaus bietet die Tagespflege die Möglichkeit zur sozialen Interaktion mit anderen Teilnehmenden und dem Personal, was dazu beitragen kann, Einsamkeit und Isolation zu reduzieren. So wird z. B. täglich die Zeitung zusammen gelesen oder es werden Gesellschaftsspiele gespielt.

Zusätzlich zu der Betreuung und Aufsicht werden in Tagespflegeeinrichtungen therapeutische Aktivitäten angeboten, die darauf abzielen, kognitive Fähigkeiten zu erhalten oder zu verbessern. Dazu gehören Gedächtnistraining, Sprachtherapie, Musik- und Kunsttherapie sowie Ergotherapie. Auch Bewegungs- und Aktivitätsangebote wie Gymnastik, Spaziergänge oder Tanzen werden oft angeboten, um die körperliche Gesundheit und das Wohlbefinden zu fördern. Kreative Beschäftigungen wie Malen, Basteln, Handarbeiten oder Gartenarbeit können ebenfalls Teil des Programms sein und den Teilnehmenden Freude und Entspannung bringen.

Gemeinsame Mahlzeiten und sogar das gemeinsame Kochen fördern zudem die soziale Interaktion und bieten Gelegenheit zum Austausch.

Die Teilnahme an einer Tagespflegeeinrichtung für Demenzkranke bietet nicht nur den Betroffenen, sondern auch ihren Angehörigen eine wichtige Entlastung und Unterstützung im Pflegealltag. Die individuellen Bedürfnisse und Fähigkeiten der Teilnehmenden werden dabei stets berücksichtigt, um eine angemessene Betreuung und Förderung zu gewährleisten. Im Serviceteil erklären wir Schritt für Schritt, wie man eine Tagespflegeeinrichtung findet und wie man hierfür einen Antrag beim Pflegedienst einreicht.

Wussten Sie, dass es in den meisten Pflegeheimen sogar eine Demenzstation gibt? Diese sind speziell ausgerichtet mit bunten Farben und fachlich geschulten Pflegekräften. In ein Pflegeheim zu ziehen ist ein großer Schritt, der jedoch den Angehörigen ermöglicht, wieder Angehöriger zu sein und nicht pflegende Person.

Ein weiteres Hilfsangebot, von dem wenige wissen, ist, dass auch pflegenden Angehörigen eine Kur oder Reha zusteht. Die Pflege von Demenzerkrankten kostet viel körperliche und seelische Kraft, oft kommt das eigene Leben dabei zu kurz. Der Antrag kann über den Hausarzt bzw. die Hausärztin oder über die Rentenversicherung gestellt werden. Falls der Demenzerkrankte in dieser Zeit nicht bei anderen Angehörigen unterkommen kann, kann man für diesen Zeitraum eine Kurzzeitpflege beantragen. Der Schritt, in eine Reha oder Kur zu gehen, fällt bestimmt nicht leicht, besonders wenn man den Angehörigen dabei nicht mitnehmen kann. Allerdings sollte einem auch bewusst sein, dass die Zeit, die man für sich selbst nutzt, letztlich auch der Person mit Demenz zugutekommt. Nur wenn es Ihnen gut geht, können Sie die Kraft aufbringen, sich um jemand anderen zu kümmern.

Scham ist ein häufiger Begleiter

Menschen mit einer Demenz können nicht immer selbstbestimmt handeln und auf Hilfe angewiesen sein, kann Scham auslösen. Andererseits gehört Scham aber auch bei pflegenden Angehörigen dazu, wenn sich Rollen verändern und Kinder ihre Eltern pflegen müssen.

Ein Gefühl der Scham entsteht, wenn man sich erniedrigt, missverstanden, in Verlegenheit gebracht oder sich bei einem Fehlverhalten ertappt fühlt. Scham kann aber auch nützen, indem sie uns hilft, Situationen einzuschätzen und anderen Grenzen aufzuzeigen. Pflegende sowie pflegebedürftige Personen können Schamgefühle aus verschiedenen Gründen empfinden. Für pflegebedürftige Menschen entsteht Scham oft durch den Verlust von Selbstständigkeit und die Notwendigkeit, intime oder persönliche Unterstützung von anderen zu erhalten. Diese Situation kann das Gefühl hervorrufen, dass ihre Privatsphäre verletzt wird, insbesondere wenn sie Hilfe bei Tätigkeiten wie der Körperpflege, dem Ankleiden oder dem Toilettengang benötigen. Viele Menschen empfinden es als demütigend, ihre eigenen körperlichen Bedürfnisse nicht mehr allein bewältigen zu können, was zu einem verminderten Selbstwertgefühl führen kann.

Oft wird ebenfalls bei kognitiven Beeinträchtigungen Scham empfunden, wenn den Betroffenen ein Wort fehlt oder sie sich an etwas nicht erinnern können. Versuchen Sie es zu vermeiden, den Betroffenen zu korrigieren. Lassen Sie das Gedächtnistraining bei den professionell Helfenden und machen Sie selbst keine Abfragen als Angehörige. Dies belastet nur das Verhältnis. Unprofessionelle Übungen können sogar als quälend empfunden werden.

Auf der anderen Seite können auch Pflegende Scham empfinden, insbesondere wenn sie das Gefühl haben, den Bedürfnissen der pfle-

TIPP

Wie Sie das Selbstwertgefühl des pflegebedürftigen Menschen erhalten

- Nutzen Sie Hilfsmittel, um die Selbstständigkeit zu bewahren. Beim Essen hilft oft spezielles Besteck oder Geschirr. Ebenfalls gibt es Kleidung ohne Reißverschlüsse oder kleine Knöpfe, die die betroffene Person einfach selbst an- und ausziehen kann.
- Lassen Sie die Person noch am Haushalt teilnehmen, indem Sie sie beispielsweise bitten, mitzuhelfen beim Wäschezusammenfalten, beim Kartoffelschälen oder anderen einfachen Tätigkeiten.
- Übernehmen Sie nur, was unbedingt nötig ist. Leiten Sie eher die Person an, sich selbstständig anziehen, bei der Körperpflege oder beim Essen.

gebedürftigen Person nicht gerecht zu werden. Diese Scham kann aus dem Gefühl der Überforderung resultieren oder aus der Angst, Fehler zu machen und dadurch Schaden anzurichten. Pflegende, die enge emotionale Bindung zu den Pflegebedürftigen haben, können zudem Scham empfinden, wenn sie ihre eigenen Grenzen erreichen und möglicherweise ungeduldig oder frustriert reagieren.

Beide Seiten können zusätzlich Scham empfinden, wenn sie die Belastung und das Leiden der anderen Partei erkennen. Pflegebedürftige Menschen schämen sich oft, eine Last für ihre Angehörigen oder Pfleger zu sein, während Pflegende sich schämen können, wenn sie das Gefühl haben, nicht genug zu tun oder nicht genug Unterstützung bieten zu können. Diese gegenseitigen Schamgefühle können die Beziehung zwischen Pflegenden und der zu pflegenden Person belasten und es erfordert daher ein hohes Maß an Sensibilität, Verständnis und Kommunikation, um sie zu überwinden.

Gute Informationen sind wichtig

Die Information und Aufklärung über Demenzerkrankungen ist für Angehörige unerlässlich, um die Herausforderungen, die mit der Pflege eines Demenzkranken einhergehen, zu bewältigen. Ein fundiertes Verständnis der Krankheit, kombiniert mit Wissen über praktische Pflegeansätze und rechtliche Rahmenbedingungen, können die Lebensqualität sowohl für den Erkrankten als auch für die pflegenden Angehörigen erheblich verbessern. Den ersten Schritt haben Sie bereits getan, indem Sie dieses Buch lesen. Warum Information und Aufklärung so wichtig sind, fassen wir nochmal kurz zusammen:

Verständnis der Krankheit

Demenzerkrankungen bringen vielfältige Symptome und Verhaltensänderungen mit sich, die für Außenstehende oft schwer nachvollziehbar sind. Ein fundiertes Verständnis der Krankheit ermöglicht es den Angehörigen, besser zu verstehen, was im Gehirn des Erkrankten vor sich geht und warum bestimmte Verhaltensweisen auftreten. Dies fördert Empathie und Geduld im Umgang mit den Betroffenen. Besonders lehrt es, bestimmte Verhaltensauffälligkeiten nicht persönlich zu nehmen, und hilft somit, die Beziehung zu entlasten.

Verbesserung der Pflegequalität

Gut informierte Angehörige sind besser in der Lage, die notwendige Pflege und Unterstützung zu leisten. Wissen über Krankheitsverläufe und spezifische Bedürfnisse der Demenzkranken hilft dabei, geeignete Maßnahmen und Interventionen zu ergreifen. Zum Beispiel können sie lernen, wie man die Umgebung sicherer gestaltet, wie man bei Kommunikationsproblemen vorgeht und wie man alltägliche Aktivitäten anpasst, um die Selbstständigkeit des Erkrankten zu fördern.

Emotionale und psychische Entlastung

Das Wissen um die Krankheit kann auch die emotionale Belastung der Angehörigen verringern. Das Verständnis dafür, dass bestimmte Verhaltensweisen durch die Krankheit und nicht durch Absicht oder Trotz verursacht werden, kann helfen, Frustration und Ärger zu reduzieren. Zudem wissen gut informierte Angehörige, dass sie mit ihren Problemen nicht allein sind und dass es Wege gibt, Unterstützung zu finden.

Rechtliche und finanzielle Aspekte

Eine Demenzerkrankung bringt häufig auch rechtliche und finanzielle Fragen mit sich. Informierte Angehörige sind besser vorbereitet, um rechtliche Angelegenheiten wie Vorsorgevollmachten, Patientenverfügungen und finanzielle Planungen in Angriff zu nehmen. Es hilft zu wissen, welche staatlichen Unterstützungen und Pflegeleistungen in Anspruch genommen werden können und wie man diese beantragt.

Vorsorgevollmacht, Betreuungsverfügung und Patientenverfügung

Mit einer Vorsorgevollmacht kann eine Vertrauensperson bestimmt werden, die im Ernstfall rechtlich handeln darf – z. B. bei Bankgeschäften oder medizinischen Entscheidungen. Dies verhindert, dass ein Gericht später eine Betreuung anordnen muss.

Wenn keine Vorsorgevollmacht vorliegt, kann eine Betreuungsverfügung sinnvoll sein. Hier wird festgelegt, wer vom Gericht als Betreuer eingesetzt werden soll – meist ein naher Angehöriger.

Zusätzlich ist eine Patientenverfügung empfehlenswert. Sie legt schriftlich fest, welche medizinischen Maßnahmen am Lebensende gewünscht oder abgelehnt werden (z. B. Wiederbelebung, künstliche Ernährung). Dies entlastet Angehörige in schwierigen Situationen.

Betreuung durch das Amtsgericht

Ist keine Vorsorge getroffen worden, bestellt das Amtsgericht bei Bedarf eine rechtliche Betreuung. Diese Person (häufig ein Angehöriger, manchmal ein Berufsbetreuer) übernimmt wichtige Entscheidungen für den Alltag, die Finanzen oder medizinische Belange – immer im Sinne und zum Wohl der betroffenen Person.

Pflegegrad beantragen

Für die Versorgung und finanzielle Unterstützung im Pflegefall ist ein Pflegegrad wichtig. Dieser wird nach Antragstellung durch die Pflegekasse und ein Gutachten des Medizinischen Dienstes (MD) festgelegt. Die Einstufung richtet sich nach dem Grad der Selbstständigkeit, nicht nur nach körperlichen Einschränkungen.

Die fünf Pflegegrade:

- Pflegegrad 1: geringe Beeinträchtigung (12–27 Punkte)
- Pflegegrad 2: erhebliche Beeinträchtigung (27–47 Punkte)

- Pflegegrad 3: schwere Beeinträchtigung (47–70 Punkte)
- Pflegegrad 4: schwerste Beeinträchtigung (70–90 Punkte)
- Pflegegrad 5: schwerste Beeinträchtigung mit besonderen Anforderungen (ab 90 Punkte)

Besonders bei Demenz ist die Begutachtung nicht einfach – wichtig ist daher, den tatsächlichen Pflege- und Betreuungsaufwand gut zu dokumentieren und alle medizinischen Unterlagen bereitzuhalten. Angehörige sollten den Termin begleiten und sich ggf. durch einen Pflegedienst oder Sozialdienst unterstützen lassen.

Schwerbehindertenausweis

Ein Schwerbehindertenausweis kann bei fortgeschrittener Demenz beantragt werden. Je nach Grad der Einschränkung werden sogenannte Merkzeichen vergeben, z.B. G (Gehbehinderung), H (Hilflosigkeit), B (Begleitperson erforderlich) oder RF (Befreiung von der Rundfunkgebühr). Damit sind Vergünstigungen wie Steuererleichterungen, kostenlose oder ermäßigte Nutzung von Bus und Bahn oder auch Pflegehilfsmittel möglich.

Fahreignung bei Demenz

Demenz kann die Fähigkeit zum sicheren Autofahren beeinträchtigen – vor allem in Bezug auf Orientierung, Reaktion und Aufmerksamkeit. In frühen Stadien ist Autofahren manchmal noch möglich, dies sollte aber regelmäßig geprüft werden. Eine erste Einschätzung erfolgt durch die Hausärztin oder den Hausarzt, ggf. ergänzt durch neuropsychologische Tests oder praktische Fahrproben (z.B. beim ADAC oder in Rehakliniken). Bei fortgeschrittener Demenz ist das Fahren nicht mehr sicher – die Fahreignung kann dann aufgehoben werden.

WICHTIG: Die Verantwortung liegt beim Fahrer bzw. der Fahrerin selbst, aber auch Angehörige oder Ärzt*innen können die Fahreignung infrage stellen. Wenn Zweifel bestehen, kann die Fahrerlaubnisbehörde (z.B. nach einem ärztlichen Hinweis) ein Gutachten anfordern.

Möglichkeiten zur Information und Aufklärung

Es gibt verschiedene Wege, wie sich Angehörige von Demenzerkrankten informieren und aufklären lassen können. Genaue Informationen werden im Anhang genannt, hier ist jedoch schon einmal eine Übersicht über die verschiedenen Möglichkeiten:

ÄRZTLICHE BERATUNG: Der erste Schritt sollte immer das Gespräch mit dem behandelnden Arzt bzw. der behandelnden Ärztin oder einem Spezialisten bzw. einer Spezialistin sein. Diese können detaillierte Informationen über die spezifische Form der Demenz und deren Verlauf geben sowie Empfehlungen für den Umgang mit dem Erkrankten und dessen Pflege aussprechen.

SELBSTHILFEGRUPPEN bieten eine Plattform, um Erfahrungen auszutauschen und von den Erlebnissen anderer Betroffener zu lernen. Der Austausch mit Menschen in ähnlichen Situationen kann Trost spenden und praktische Tipps für den Alltag liefern. Eine Anlaufstelle hierfür ist die Alzheimer-Gesellschaft (Autorenkasten, S. 153), die Selbsthilfegruppen in ganz Deutschland unterstützt.

SCHULUNGEN UND SEMINARE: Viele Organisationen und Pflegeeinrichtungen bieten spezielle Schulungen und Seminare für Angehörige von Demenzkranken an. Diese Schulungen umfassen oft Themen wie Krankheitsverständnis, Kommunikationstechniken, Umgang mit

Verhaltensänderungen und rechtliche Aspekte der Pflege. Anlaufstellen für Schulungen und Seminare sind im Anhang zu finden.

BERATUNG DURCH PFLEGEKRÄFTE UND SOZIALDIENSTE: Pflegekräfte und Sozialdienste können wertvolle Unterstützung und Beratung bieten. Sie können praktische Anleitungen für die Pflege geben, bei der Beantragung von Pflegeleistungen helfen und Informationen über lokale Unterstützungsangebote bereitstellen.

SOZIALE MEDIEN: Heutzutage spielt sich vieles online ab. Profile auf Instagram, Facebook oder TikTok klären mittlerweile auch über Demenz auf und bieten in kurzen Videos viele Tipps. Beispiele auf Instagram sind »dementiadarling« oder »creativeconnectionsdementia«. Solche Profile bieten ebenfalls die Möglichkeit, sich auszutauschen.

▼ Montessori-Material aus Holz: Dieses Material soll am besten frei zur Verfügung stehen, sodass die Person mit Demenz sich jederzeit damit beschäftigen kann.

Montessori-Methode bei Demenz

Die Montessori-Methode ist ein pädagogisches Konzept, das auf den Prinzipien und Ideen der italienischen Ärztin und Pädagogin Maria Montessori basiert. Sie wurde ursprünglich für die Bildung von Kindern entwickelt, wird aber zunehmend auch bei der Betreuung und Unterstützung von Menschen mit Demenz eingesetzt.

Die Montessori-Methode betont die Selbstbestimmung, Selbstständigkeit und Selbstaktivität des Lernenden. Sie fördert eine Umgebung, die auf die individuellen Bedürfnisse, Fähigkeiten und Interessen des Einzelnen zugeschnitten ist. Die Lernmaterialien sind speziell dafür entwickelt, sensorische, motorische, kognitive und soziale Fähigkeiten zu fördern und ein aktives Engagement des Lernenden zu ermöglichen.

Im Kontext von Demenz kann die Montessori-Methode dabei helfen, die Lebensqualität der Betroffenen zu verbessern und ihre Fähigkeiten zu erhalten. Durch die Bereitstellung von speziell angepassten Materialien und Aktivitäten, die auf die Bedürfnisse und Fähigkeiten der demenzkranken Person abgestimmt sind, können verschiedene Bereiche gefördert werden, darun-

© valiantsin/stock.adobe.com

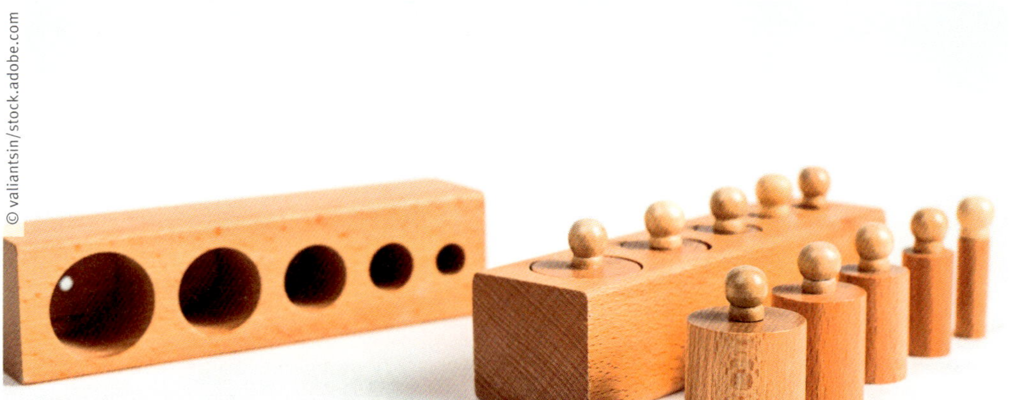

ter kognitive Fähigkeiten, motorische Fertigkeiten, soziale Interaktion und emotionales Wohlbefinden.

Das Material für Demenzkranke im Montessori-Bereich weist Merkmale auf, die die Arbeit mit dementen Menschen sehr erleichtern:

Es besitzt einen hohen Aufforderungscharakter und lädt zum Ausprobieren ein.

— Das Material ist selbsterklärend, sodass die jeweilige Aufgabe evident ist und nicht umständlich erklärt werden muss.
— Es knüpft an die Erfahrungswelt der erkrankten Menschen an, was dazu beiträgt, ihre Ressourcen zu stärken und ihre Alltagskompetenzen zu fördern.
— Die Materialien bieten eine Tätigkeit an, die aus dem Alltagszusammenhang herausgenommen ist. Dadurch kann sie konzentrierter und ohne Zeitdruck bewältigt werden.

Die Montessori-Methode legt auch Wert auf eine respektvolle und unterstützende Umgebung, die die Autonomie und Würde der demenzkranken Person respektiert. Indem sie die Möglichkeit haben, selbstständig zu handeln und Entscheidungen zu treffen, können Demenzkranke ein Gefühl der Selbstwirksamkeit und des Wohlbefindens erleben.

FORSCHUNG UND NEUE ENTWICKLUNGEN

Die Lancet-Kommission 2024 hat neue Maßnahmen zur Prävention von Demenz veröffentlicht. Diese Erkenntnisse geben Anlass zur Hoffnung und verändern unser Verständnis davon, wie viel Kontrolle wir über diese Krankheit haben. Besonders bemerkenswert ist die Feststellung, dass bis zu 45 % der Demenzfälle durch gezielte Maßnahmen vorgebeugt oder ihr Verlauf verlangsamt werden könnten. Die aktuelle Forschung hat daher einerseits einen klaren Fokus auf Prävention. Dazu gehört auch, genaue Mechanismen zu untersuchen, die zu Demenz führen. Darüber hinaus möchten wir Ihnen in diesem Kapitel einen Einblick in die aktuelle Entwicklung von potenziellen Therapien geben.

Reduktion des Demenzrisikos durch Herpes-zoster-Impfung?

Ein Beispiel ist die Infektion mit Viren: Studien haben gezeigt, dass ältere Menschen, die gegen Herpes zoster geimpft wurden, ein geringeres Risiko haben, an Demenz zu erkranken, als zu ungeimpfte Personen. Tiermodelle und Laborstudien weisen darauf hin, dass Herpes-Viren entzündliche Prozesse und neuronale Schäden fördern können, die durch eine Impfung verhindert werden könnten. Es gibt derzeit großangelegte Forschungsprojekte, die die genauen Mechanismen und die Effektivität der Herpes-zoster-Impfung in Bezug auf die Demenzprävention untersuchen. Diese Impfung könnte eine vielversprechende Strategie zur Reduktion des Demenzrisikos darstellen, insbesondere bei älteren Erwachsenen, die anfälliger für Herpes-zoster-Reaktivierung und deren potenzielle neuroinflammatorische Folgen sind. Während die Evidenzlage durch epidemiologische Daten und frühe Studien gestützt wird, sind weitere prospektive Studien erforderlich, um den direkten kausalen Zusammenhang und die langfristige Wirksamkeit der Impfung bei der Prävention von Demenz zu bestätigen. Angesichts der Sicherheit und der bekannten Vorteile der Herpes-zoster-Impfung ist sie jedoch bereits heute eine wichtige präventive Maßnahme für die Gesundheit älterer Menschen.

Neue Erkenntnisse zur Krankheitsentstehung

Ein entscheidender Aspekt für die Weiterentwicklung von Therapien ist auch das genauere Verständnis der Krankheitsabläufe, damit z.B. auf der Grundlage von Biomarkern personalisierte Therapien für die individuelle Erkrankung des Betroffenen angeboten werden können. Daher sei hier am Beispiel der Alzheimer-Erkrankung einmal dargestellt, wie Forscher*innen die Erkrankungsmodelle noch weiter aufarbeiten:

Forscher*innen haben durch die Untersuchung von Proteinstrukturen in der Gehirn-Rückenmarks-Flüssigkeit (Liquor) fünf unterschiedliche Subtypen der Alzheimer-Erkrankung identifiziert. Diese unterscheiden sich in ihrer molekularen Zusammensetzung. Grundlage dieser Erkenntnisse war die Analyse von über 1000 Eiweißstrukturen bei Alzheimer-Patienten und gesunden Kontrollpersonen.

Diese Klassifikation der Alzheimer-Erkrankung könnte zukünftig zu gezielteren Therapieansätzen führen. Während bei manchen Subtypen möglicherweise Immunmodulation hilfreich sein könnte, könnte bei anderen eine gezielte Beeinflussung des Proteinabbaus oder des Stoffaustausches im Gehirn eine Rolle spielen. Die Einteilung zeigt zudem, dass Alzheimer eine vielschichtige Erkrankung ist, die sich nicht nur durch einen einheitlichen Mechanismus entwickelt. Eine genaue Diagnostik könnte künftig dazu beitragen, personalisierte Behandlungsstrategien zu entwickeln.

Aktuelles in der Demenztherapie

Die Demenzforschung hat in den letzten Jahren bedeutende Fortschritte gemacht. Wir wollen hier einige Beispiele nennen, auch wenn

Die fünf Subtypen der Alzheimer-Erkrankung

Subtyp	Charakteristik	Anteil Betroffener (%)
Subtyp 1: erhöhte Aktivierung von Nervenzellen	Übermäßige Aktivierung von Nervenzellen führt zu verstärkter Produktion krankheitsrelevanter Proteine. Vermutlich genetische Vorbelastung, beeinträchtigte Immunzellen.	>30 %
Subtyp 2: gestörte Immunabwehr	Fehlregulierung der angeborenen Immunabwehr. Bestimmte Immunproteine im Liquor weisen auf ein überaktives Immunsystem hin, das den Krankheitsverlauf beschleunigen könnte.	ca. 30 %
Subtyp 3: fehlerhafte Eiweißproduktion	Erhöhte Menge an Tau-Proteinen. Vermutlich fehlerhafte Proteinbildung durch RNA-Fehlregulation.	ca. 6 %
Subtyp 4: Störungen der Plexus choroidei	Veränderungen in den Hirnventrikeln könnten den Abtransport von Amyloiden stören und so zu vermehrten Ablagerungen im Gehirn führen.	ca. 20 %
Subtyp 5: gestörte Blut-Hirn-Schranke	Probleme beim Stoffaustausch zwischen Blut und Gehirn. Bestimmte Proteine im Blut weisen auf eine fehlerhafte Barrierefunktion hin.	13 %

diese aktuell noch nicht unmittelbaren Einfluss auf die Therapie der Betroffenen haben. Insbesondere im Bereich neuer medikamentöser Ansätze und Immuntherapien hat sich viel getan in den letzten Jahren.

Antikörpertherapien spielen eine zentrale Rolle, da sie gezielt gegen pathologische Eiweißablagerungen wie Beta-Amyloid und Tau-Proteine gerichtet sind, die als Hauptfaktoren bei der Alzheimer-Erkrankung gelten. Mit Medikamenten wie **Lecanemab, Aducanumab, Donanemab** und **Gantenerumab** die auf die Reduzierung dieser Ablagerungen abzielen, hat die Antikörperforschung große Hoffnungen geweckt, und leitet eine neue Ära der Behandlung ein.

Der Eingriff in die Eiweißablagerungen wird medikamentös derzeit auch für »Small Molecules« untersucht. Einen Ansatz, hierdurch in den Prozess der Eiweißablagerungen im Gehirn einzugreifen, könnte der Wirkstoffkandidat **PRI-002** darstellen. PRI-002 kann als Tablette genommen werden und richtet sich gegen kleine lösliche Protein-Aggregate – die sogenannten Beta-Amyloid-Oligomere –, die als wichtige Treiber des Krankheitsgeschehens bei Alzheimer gelten. PRI-002 ist in der Lage, diese giftigen Amyloid-Aggregate direkt und ohne Zutun des Immunsystems in seine einzelnen harmlosen Bausteine (»Monomere«) aufzulösen und damit unschädlich zu machen. Das Molekül **Blarcamesin** bindet an den Sigma-1-Rezeptor und fördert u.a. durch Autophagie den Abbau von Amyloid. Die Studien zu Blarcamesin sind fortgeschritten und das Medikament könnte bald zugelassen werden.

Ein weiteres Beispiel für neue Therapieansätze sind **Semaglutid** und ähnliche Substanzen, ursprünglich zur Diabetesbehandlung eingesetzte **GLP-1-Analoga**. Studien zeigen, dass Semaglutid möglicherweise neuroprotektive Effekte besitzt, die über seine Wirkung auf den Blutzucker hinausgehen und potenziell auch auf kognitive Funktionen positiv einwirken könnten. Bei Menschen mit Typ-2-Diabetes, die ein höheres Risiko für kognitive Beeinträchtigungen haben, zeigt sich, dass eine effektive Blutzuckerkontrolle das Demenzrisiko reduzieren könnte, was die Bedeutung solcher Medikamente in der Demenzprävention unterstreicht.

Wegen einer auch beobachteten entzündlichen Komponenten im Gehirn von Betroffenen mit Alzheimer läuft die Forschung auch hier auf Hochtouren.

Foralumab, ein als Nasenspray genommenes Präparat gegen bestimmte Zellen des Immunsystems (CD3-Antikörper), wird als vielversprechende immunmodulatorische Therapie für Alzheimer erforscht. Es zielt darauf ab, entzündliche Prozesse zu dämpfen. Erste Studien deuten darauf hin, dass diese gezielte Immunmodulation kognitive Funktionen stabilisieren oder sogar verbessern könnte. Weitere klinische Untersuchungen sind jedoch erforderlich, um die langfristige Wirksamkeit und Sicherheit dieser innovativen Therapie zu bestätigen.

Derzeit sind mehr als hundert Medikamente in der klinischen Erprobung. Darunter sind ein Drittel Substanzen, die bereits bei anderen Krankheiten eingesetzt werden (Repurpose). Zusätzlich werden weitere neue Wirkstoffe und Behandlungsansätze erforscht, die auf die kognitive Leistung, auf die neuropsychiatrischen Symptome sowie auf entzündungshemmende und neuroprotektive Mechanismen abzielen. Viele der neuen Forschungen konzentrieren sich auf die frühe Phase der Alzheimer-Krankheit, um das Fortschreiten der Krankheit zu verlangsamen, bevor die kognitiven Symptome irreversibel werden. Diese Fortschritte in der Demenzforschung bieten wertvolle Ansatzpunkte und eröffnen neue Perspektiven für die Prävention und Behandlung neurodegenerativer Erkrankungen. Weiter unten werden wir auf diese Zukunftsperspektiven nochmal eingehen.

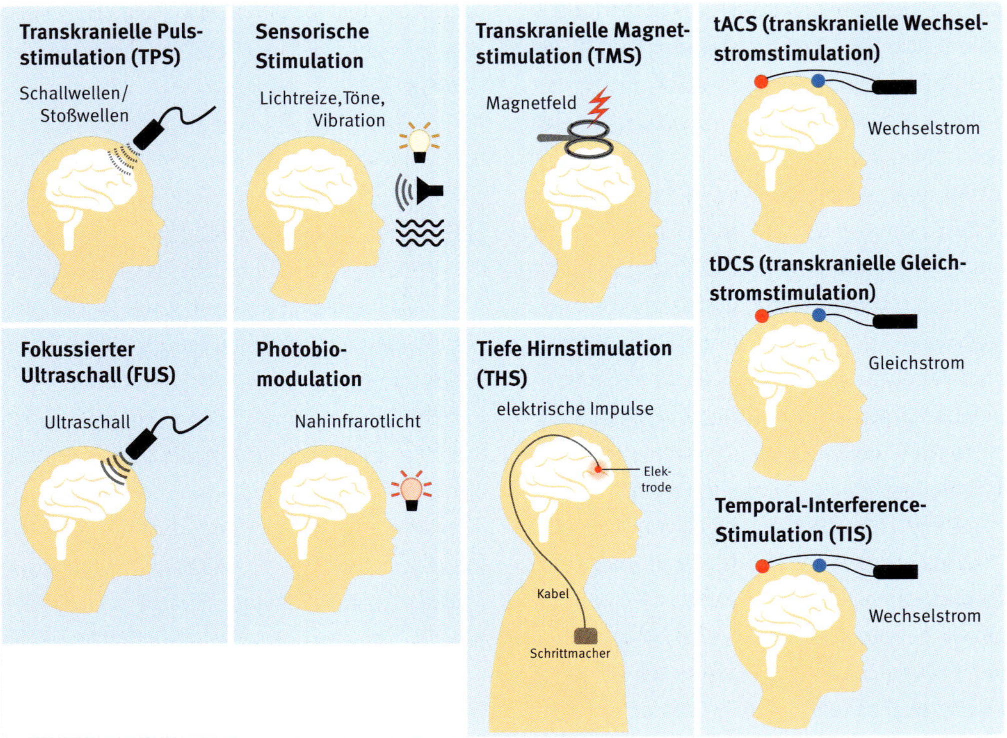

Verschiedene Verfahren der Neuromodulation – von elektrischer über magnetische bis hin zu akustischer Stimulation – zielen darauf ab, die Aktivität des Gehirns gezielt zu beeinflussen.

Neuromodulation

Neuromodulation ist ein Verfahren, das die Aktivität des Nervensystems gezielt beeinflusst, um Symptome neurologischer oder psychiatrischer Erkrankungen zu behandeln. Dabei werden elektrische, magnetische oder andere Reize eingesetzt, um die Funktion von Nervenzellen zu verändern oder zu regulieren. Neuromodulationstechniken bei der Behandlung von Demenzerkrankungen haben in den letzten Jahren vielversprechende Fortschritte gemacht. Dennoch sind die meisten Methoden noch in Erprobung und werden von Fachgesellschaften noch nicht für den breiten Einsatz außerhalb von wissenschaftlichen Untersuchungen empfohlen. Da sich aber eine starke Dynamik in dem Feld zeigt und der Einsatz bei anderen Erkrankungen wie Depression bereits weiter ist, soll hier ein Überblick gegeben werden.

Man moduliert z. B. spezifische Frequenzen der elektrischen Hirnaktivität, wie die Gamma-Oszillationen, um neuronale Netzwerke zu modulieren und kognitive Funktionen zu verbessern. Gamma-Oszillationen sind dabei besonders interessant, da Studien gezeigt haben, dass sie möglicherweise bei der Beta-Amyloid-Reduzierung im Gehirn beteiligt sind, was für die Alzheimer-Therapie sehr wichtig wäre.

Transkranielle Pulsstimulation (TPS)

Die transkranielle Pulswellenstimulation (TPS) ist ein neues Verfahren, das bei der Behandlung der Alzheimer-Krankheit zunehmend Interesse weckt. Dabei handelt es sich um eine Technik, bei der mithilfe von Schallwellen bestimmte Bereiche des Gehirns angeregt werden sollen. Ziel ist es, die geistige Leistungsfähigkeit und Stimmung der Betroffenen zu verbessern. Erste placebokontrollierte Studien zeigen, dass TPS möglicherweise positive Effekte haben kann – vor allem bei jüngeren Patientinnen und Patienten unter 70 Jahren. Allerdings ist die wissenschaftliche Datenlage bisher noch sehr begrenzt. Die bisherigen Studien waren klein. Deshalb raten Fachleute dazu, TPS derzeit nur im Rahmen von klinischen Studien durchzuführen – also unter ärztlicher Aufsicht an spezialisierten neurologischen Zentren. Ein Einsatz außerhalb solcher Studien wird derzeit nicht empfohlen, insbesondere nicht in Einrichtungen ohne ausreichende neurologisch-psychiatrische Fachkenntnisse. Auch die S3-Leitlinie Demenzen (S. 59) äußern sich bislang nicht zur TPS. Bei den bisherigen Anwendungen traten meist nur leichte und vorübergehende Nebenwirkungen auf, darunter Kopfschmerzen, Schwindel, Übelkeit, Müdigkeit oder Stimmungsschwankungen. TPS ist derzeit keine Leistung der gesetzlichen Krankenkassen.

Transkranielle Magnetstimulation (TMS)

TMS ist eine nicht-invasive Methode, bei der mithilfe eines Magnetfelds gezielt bestimmte Bereiche des Gehirns stimuliert werden. Bei der TMS wird eine Spule an der Kopfoberfläche positioniert, die magnetische Impulse an die darunterliegenden Gehirnareale sendet. Diese Impulse sind stark genug, um die Aktivität der Nervenzellen kurzzeitig zu beeinflussen. In der Therapie wird TMS genutzt, um gezielt bestimmte Hirnareale zu aktivieren oder zu hemmen. So lässt sich beispielsweise bei Depressionen die Aktivität in bestimmten Hirnregionen erhöhen oder bei Schmerzen hemmen.

Für Menschen mit Demenz oder anderen kognitiven Einschränkungen ist TMS besonders spannend, weil sie Bereiche im Gehirn anregen kann, die für Gedächtnis und Denkprozesse wichtig sind. Studien zeigen, dass TMS die Symptome kognitiver Störungen teilweise verbessern kann. Auch placebokontrollierte Studien liegen mittlerweile vor. Die Behandlung wird oft in mehreren Sitzungen durchgeführt und gilt als sicher und schmerzfrei. Die Effekte sind zwar in der Regel vorübergehend, aber durch regelmäßige Sitzungen können Demenzkranke Verbesserungen in ihrer kognitiven Leistung erfahren. Expert*innen sind sich aber noch uneinig, ob die Effektstärke den Einsatz in der Praxis rechtfertigt.

Transkranielle Elektrostimulation (tACS und tDCS)

Die Verfahren tACS (transkranielle Wechselstromstimulation) und tDCS (transkranielle Gleichstromstimulation) sind zwei nichtinvasive Methoden, bei denen das Gehirn durch schwache elektrische Ströme von außen beeinflusst wird. Dabei werden Elektroden auf die Kopfhaut gesetzt, um gezielt bestimmte Hirnregionen zu stimulieren. Ziel ist es, die Gehirnaktivität zu unterstützen und dadurch etwa das Gedächtnis oder die Aufmerksamkeit zu verbessern – was bei Menschen mit Demenz oder leichter kognitiver Störung interessant sein könnte. Aktuelle Studien geben erste Hinweise darauf, dass tACS und tDCS das Denken und die Merkfähigkeit vorübergehend verbessern können. Besonders bei Menschen mit leichteren Symptomen scheint es möglich zu sein, bestimmte Hirnfunktionen kurzfristig zu fördern. Allerdings ist die wissenschaftliche Beweislage noch begrenzt: Viele Studien sind klein, die Ergebnisse nicht einheitlich, und die langfristige Wirksamkeit ist bisher nicht belegt. Auch ist noch nicht klar, wie oft, wie lange und in welcher Kombination die Verfahren am besten wirken. Die Methoden gelten allgemein als sicher und gut verträglich, es kann aber zu leichten Nebenwirkungen wie Kribbeln auf der Haut, Müdigkeit oder Kopfschmerzen kommen. Da sich tACS und tDCS noch in der Erforschung befinden, sollten sie derzeit nur im Rahmen von Studien oder unter Aufsicht von Fachpersonen angewendet werden. Eine standardmäßige Behandlung bei Demenz wird zum jetzigen Zeitpunkt noch nicht empfohlen.

Temporal-Interference-Stimulation (TIS)

TIS ist eine neuartige Technik der nicht-invasiven Hirnstimulation auf Grundlage der oben genannten tACS (transkranielle Wechselstromstimulation), die speziell darauf abzielt, tiefer liegende Gehirnregionen selektiv zu stimulieren, ohne dabei die oberflächlichen Hirnstrukturen stark zu beeinflussen. Dies wird durch die Anwendung von zwei hochfrequenten elektrischen Strömen unterschiedlicher Frequenz erreicht, die sich im Zielgebiet überlagern und dort eine niederfrequente Interferenz erzeugen. Diese niederfrequente Komponente kann gezielt die Aktivität von Nervenzellen in tiefen Hirnarealen modulieren. Bei neurodegenerativen Erkrankungen wie der Alzheimer-Demenz oder anderen Formen der Demenz wird TIS als potenziell vielversprechende therapeutische Methode erforscht. Ziel ist es, die Funktion tiefer liegender Hirnstrukturen wie des Hippocampus oder des medialen Temporallappens zu beeinflussen, die für Gedächtnis und Lernen entscheidend sind und bei Demenz früh betroffen sind.

Fokussierter Ultraschall (FUS)

Die fokussierte Ultraschallstimulation (FUS) ist ein modernes, nicht-invasives Verfahren, bei dem sehr gezielte Ultraschallwellen eingesetzt werden, um bestimmte Hirnbereiche anzusprechen. Eine besonders sanfte Form ist die sogenannte Low-Intensity FUS (LI-FUS). Hierbei werden niedrig dosierte Ultraschallimpulse verwendet, die keine Gewebeerwärmung oder mechanischen Schäden verursachen. Stattdessen sollen sie auf sanfte Weise die Aktivität von Nervenzellen beeinflussen.

Frühe Studien – sowohl im Tiermodell als auch beim Menschen – deuten darauf hin, dass LI-FUS die Hirnaktivität modulieren, die Durchblutung verbessern und sogar die Kommunikation zwischen Nervenzellen stärken kann. Ein weiteres spannendes Einsatzgebiet von FUS ist die kurzzeitige Öffnung der Blut-Hirn-Schranke, die normalerweise das Gehirn vor Schadstoffen schützt, aber auch viele Medikamente fernhält. Mit FUS lässt sich diese Barriere gezielt und zeitlich begrenzt öffnen, sodass Medikamente oder Antikörper bei Alzheimer besser ins Gehirn gelangen könnten. Die bisherigen Erkenntnisse sind vielversprechend, aber noch in einem frühen Stadium. FUS – und insbesondere LI-FUS – wird aktuell nur in spezialisierten Forschungszentren im Rahmen von Studien angeboten. Die Methode gilt bisher als gut verträglich und sicher, wird aber meist in Kombination mit bildgebenden Verfahren wie MRT durchgeführt, was sie technisch anspruchsvoll macht. Wer sich für FUS interessiert, sollte sich an neurologische Fachzentren oder Universitätskliniken wenden, die an entsprechenden Forschungsprojekten teilnehmen. Für die tägliche Praxis ist diese Methode zum jetzigen Zeitpunkt noch nicht zugelassen.

Tiefe Hirnstimulation (THS)

Die THS ist ein Verfahren, bei dem dünne Elektroden ins Gehirn implantiert werden, um gezielt Nervenzellen mit schwachen elektrischen Impulsen zu stimulieren. Sie wird bereits erfolgreich zur Behandlung von Parkinson eingesetzt. Erste Forschungsergebnisse deuten darauf hin, dass THS helfen könnte, bei der Alzheimer-Krankheit kognitive Funktionen zu stabilisieren. Allerdings ist die Methode noch in der klinischen Erprobung und derzeit keine Standardtherapie für Demenz. Weitere Studien sind erforderlich, um ihre langfristige Wirksamkeit und Sicherheit zu bestätigen.

Photobiomodulation

Neu erforscht werden Photobiomodulationstechnologien (PBM) mit niedrigenergetischem Nahinfrarotlicht (Near-Infrared, NIR), um die Aktivität von Hirnregionen zu stimulieren und potenziell neuroprotektive Effekte zu erzielen. Es wird Licht bestimmter Wellenlängen (z. B. 810 nm) durch die Kopfoberfläche oder durch die Nasenschleimhaut geleitet. Man nimmt an, dass die Lichtenergie von Mitochondrien in den Zielzellen absorbiert wird, was folgende Effekte auslösen könnte:

- Photobiomodulation könnte dazu beitragen, die Energieproduktion in den Gehirnzellen zu steigern, indem die Bildung von ATP – dem »Treibstoff« der Zelle – angeregt wird.
- Außerdem kann sie die Durchblutung und die Sauerstoffversorgung des Gehirns verbessern, was wichtig für die Funktion und Regeneration von Nervenzellen ist.
- Es gibt Hinweise darauf, dass diese Lichttherapie entzündliche Prozesse im Gehirn reduzieren kann, was bei vielen neurologischen Erkrankungen von Bedeutung ist.
- Zudem könnten die Zellen durch die Anwendung besser vor oxidativem Stress und Schäden geschützt werden.
- Ein weiterer möglicher Effekt ist die Förderung der Vernetzung zwischen Nervenzellen – ein Prozess, der als Neuroplastizität bezeichnet wird und entscheidend für Lernen und Gedächtnis ist.
- In ersten Studien gibt es sogar Hinweise darauf, dass durch PBM die Bildung neuer Nervenzellen (sogenannte Neurogenese) angeregt werden könnte.

Sensorische Stimulation

Derzeit wird erforscht, ob gezielte Reize wie Licht, Ton oder Vibrationen das Gehirn bei Demenz und Alzheimer positiv beeinflussen können:

- Lichtreize mit etwa 40 Hertz (schnell blinkendes Licht) konnten in ersten Studien helfen, Ablagerungen im Gehirn wie Amyloid zu reduzieren – vor allem im Tierversuch.
- Töne im gleichen Frequenzbereich (40 Hz) zeigen Hinweise auf eine mögliche Aktivierung von Hirnregionen und könnten das Denken unterstützen.
- Sanfte Vibrationen oder Druckreize (taktile Stimulation) werden ebenfalls erprobt, um das Nervensystem zu stimulieren.

Diese Methoden sind noch experimentell. Erste Ergebnisse sind interessant, aber es braucht mehr Forschung, bevor sie in der Praxis empfohlen werden können.

Zukunftsaussichten

Die Diagnose einer Demenzerkrankung, insbesondere der Alzheimer-Krankheit, gilt derzeit noch als unheilbar. Doch es gibt zunehmend Hinweise darauf, dass ein bedeutender Teil der Demenzfälle durch gezielte Maßnahmen vermeidbar oder zumindest verzögerbar ist. Wissenschaftler haben 14 beeinflussbare Risikofaktoren identifiziert, die die Wahrscheinlichkeit einer Demenzerkrankung erhöhen und durch Lebensstiländerungen oder medizinische Interventionen positiv beeinflusst werden können. Diese umfassen sowohl soziale und geistige als auch körperliche Aspekte und werden nun zunehmend durch neue medikamentöse Ansätze ergänzt.

Zu den beeinflussbaren Faktoren gehören eine gute Schulbildung, regelmäßige Bewegung, gesunde Ernährung, der Verzicht auf Rauchen und Alkoholkonsum sowie der Schutz vor Kopfverletzungen. Weiterhin spielen soziale Isolation, mangelnde geistige Stimulation und unbehandelter Hörverlust eine Rolle. Gesundheitsfaktoren wie Bluthochdruck, Depression, Diabetes, Herz-Kreislauf-Erkrankungen und sogar Umweltfaktoren wie Luftverschmutzung tragen ebenfalls maßgeblich zum Demenzrisiko bei. Durch gezielte Maßnahmen in diesen Bereichen kann das Risiko signifikant gesenkt werden.

Wie eine aktuelle Übersicht zeigt, sind immer zwischen 100 und 200 Substanzen in der Erprobung. In Phase 1 wird ein Medikament erstmals an Menschen getestet, um die Sicherheit zu überprüfen. In Phase 2 steht im Mittelpunkt, ob das Medikament wirkt und gut vertragen wird. In Phase 3 wird die Wirksamkeit an größeren Patientengruppen geprüft, bevor ein Medikament zugelassen werden kann.

Ziel der neuen Medikamente ist entweder, den Krankheitsverlauf zu verlangsamen (krankheitsmodifizierend) oder bestehende Beschwerden zu lindern (symptomatisch). Dabei setzen die Substanzen an unterschiedlichen biologischen Mechanismen an:

- Abbau oder Verhinderung von **Amyloid-Ablagerungen**
- Beeinflussung des **Tau-Proteins**, das für Nervenzellschäden verantwortlich ist.
- Hemmung von **Entzündungen im Gehirn**.
- Verbesserung der **Signalübertragung zwischen Nervenzellen**
- Schutz und Erhalt von **Synapsen**
- Förderung von **Durchblutung** und **Zellstoffwechsel**
- Einsatz von **Hormonen**, **Wachstumsfaktoren** oder **Immunmodulatoren**

Antikörpertherapien, die sich gegen Beta-Amyloid-Ablagerungen im Gehirn richten, haben das Potenzial gezeigt, das Fortschreiten der Alzheimer-Krankheit zu verlangsamen. Auch die Erforschung von Tau-Antikörpern, die auf die Reduktion von Tau-Proteinablagerungen abzielen, schreitet voran. Diese neuen Antikörpertherapien sind jedoch nicht ohne Nebenwirkungen und erfordern weitere klinische Studien, um ihre langfristige Sicherheit und Wirksamkeit zu bestätigen. Ferner wurden bereits genetische Fragmente, sogenannte Anti-Sense-Nukleotide, erfolgreich in Studien getestet, die z.B. die TAU-Synthese hemmen, wie **BIIB080**.

Auf den vielversprechenden Ansatz beim Einsatz von Diabetesmedikamenten wurde oben bereits eingegangen, genauso wie auf neue Medikamente, die den Entzündungsprozess beeinflussen sollen, und innovative Neuromodulationstechniken.

Dieses Kapitel schließt also mit einem Blick in die Zukunft. Die Kombination aus präventiven Maßnahmen, medikamentösen Innovationen und technologischen Fortschritten eröffnet die Möglichkeit, Demenz nicht nur als unveränderliches Schicksal zu betrachten, sondern als Erkrankung, deren Verlauf zumindest teilweise beeinflusst werden kann. Auch wenn die Heilung von Demenz derzeit noch ein Fernziel bleibt, zeigt der Umbruch in der Forschung, dass Hoffnung besteht: Durch den Fortschritt in der Prävention und Behandlung könnte das Leben der Betroffenen signifikant verbessert und die gesellschaftlichen Belastungen durch Demenz nachhaltig reduziert werden.

Schlusswort

Am Ende dieses Ratgeberbuches über Demenz möchten wir Ihnen noch einmal unseren Dank aussprechen, dass Sie sich die Zeit genommen haben, dieses wichtige Thema zu erkunden. Wir hoffen, dass Ihnen die Informationen und Ratschläge in diesem Buch dabei geholfen haben, ein besseres Verständnis der Demenz zu entwickeln und praktische Hilfestellungen für den Umgang mit dieser Krankheit im Alltag zu erhalten.

Demenz stellt zweifellos eine große Herausforderung dar, sowohl für die Betroffenen selbst als auch für ihre Angehörigen. Es ist unsere Hoffnung, dass dieses Buch dazu beigetragen hat, Ihnen Mut zu machen und Ihnen gezeigt hat, dass Sie nicht allein sind und Sie selbst noch aktiv werden können. Es gibt zahlreiche Unterstützungsangebote und Hilfestellungen, auf die Sie zurückgreifen können, um Ihren demenzkranken Angehörigen bestmöglich zu unterstützen und dabei auch auf Ihre eigenen Bedürfnisse zu achten.

Wir möchten Sie ermutigen, sich weiterhin aktiv mit dem Thema Demenz auseinanderzusetzen und nach Möglichkeiten zu suchen, wie Sie die Lebensqualität Ihres demenzkranken Angehörigen und Ihre eigene Lebensqualität verbessern können. Jeder Schritt, den Sie unternehmen, sei er auch noch so klein, kann einen großen Unterschied machen.

STICHWORTVERZEICHNIS

Liebe Leserin, lieber Leser,

hat Ihnen dieses Buch weitergeholfen? Für Anregungen, Kritik, aber auch für Lob sind wir offen.
So können wir in Zukunft noch besser auf Ihre Wünsche eingehen.
Schreiben Sie uns, denn Ihre Meinung zählt!

Ihr TRIAS Verlag

https://kundenservice.thieme.de | Lektorat TRIAS Verlag, Postfach 30 05 04, 70445 Stuttgart

/trias.tut.mir.gut /trias_verlag /triasverlag www.trias-verlag.de/newsletter

Empfehlungen von Prof. Lars Wojtecki und Dr. Celine Cont

(Letzter Zugriff aller Links: 04.07.2025)

Eine herunterladbare PDF-Version der aktuellen S3-Leitlinie Demenzen finden Sie unter: dgn.org/leitlinie/127

Die Erkenntnisse der Lancet-Kommission zu Demenz, die 2024 veröffentlicht wurden (Livingston G et al. Dementia prevention, intervention, and care: 2024 report of The Lancet Standing Commission. Lancet 2024; 404: 572–628), finden Sie unter: https://doi.org/10.1016/s0140-6736(24)01296-0

Weitere Informationen finden Sie im Qualitätshandbuch, das sich auf die frühen Stadien der Alzheimer Krankheit fokussiert und sich an alle richtet, die sich mit der Prävention und Früherkennung der Alzheimer Krankheit beschäftigen: alzheimer-qualitaetshandbuch.de

Unterstützende Materialien

Hier nennen wir beispielhafte einige Internetanbieter für demenzspezifische Hilfsmittel.

Kalender zur Orientierung:
z. B. ein Holz-Kalender aus dem Montessori-Shop
eref.thieme.de/UVY6Q

Besteck mit großen Griffen:
eref.thieme.de/L7V2U

Tellerranderhöher:
eref.thieme.de/YU2UW

Trittmatte mit Alarm:
eref.thieme.de/9E92E

Brett mit Nägeln:
eref.thieme.de/KXHUR

Nesteldecke:
www.nesteldecken.de

Singliesel – Die große Volkslieder-Quiz-Box für Senioren:
eref.thieme.de/GUPA8

Anlaufstellen für Schulungen zu Demenz

Es gibt viele Organisationen und Einrichtungen, die Schulungen und Informationsveranstaltungen zu Demenz anbieten. Hier sind einige der wichtigsten Anlaufstellen:

Alzheimer Gesellschaft: Die Deutsche Alzheimer Gesellschaft e. V. bietet bundesweit Schulungen und Seminare an. Auf ihrer Webseite (www.deutsche-alzheimer.de) finden Sie Informationen zu regionalen Alzheimer Gesellschaften und deren Angebote.

Alzheimer Forschung Initiative e. V.: Diese Organisation bietet Informationsveranstaltungen und Schulungen für Angehörige von Demenzkranken an. Weitere Informationen finden Sie auf ihrer Webseite (www.alzheimer-forschung.de).

Caritas: Die Caritas bietet Schulungen und Kurse für pflegende Angehörige an. Auf ihrer Webseite (www.caritas.de) können Sie nach lokalen Angeboten suchen.

Diakonie: Auch die Diakonie bietet Schulungen und Informationsveranstaltungen zum Thema Demenz an. Informationen zu regionalen Angeboten finden Sie auf ihrer Webseite (www.diakonie.de).

Lokale Pflegeberatungsstellen: Pflegeberatungsstellen bieten häufig Schulungen und Unterstützung für pflegende Angehörige an. Diese Beratungsstellen können über das örtliche Gesundheitsamt oder über Krankenkassen kontaktiert werden.

Volkshochschulen (VHS): Viele Volkshochschulen bieten ebenfalls Kurse und Seminare zum Thema Demenz an. Über die Webseite der lokalen VHS können Sie nach entsprechenden Angeboten suchen.

Krankenhäuser und Pflegeheime: Einige Krankenhäuser und Pflegeheime bieten Schulungen und Informationsveranstaltungen für Angehörige von Demenzkranken an. Informationen dazu finden Sie oft auf den Webseiten der jeweiligen Einrichtungen.

Krankenkassen: Einige Krankenkassen bieten kostenlose Schulungen für pflegende Angehörige an oder können Ihnen Informationen über verfügbare Schulungen geben.

Selbsthilfegruppe für Demenzangehörige

Internetrecherche: Durch eine einfache Internetrecherche mit Begriffen wie »Demenz Selbsthilfegruppe« oder »Angehörige Demenz Selbsthilfe« und dem Namen Ihrer Stadt oder Region können Sie oft lokale Selbsthilfegruppen finden. Über Suchmaschinen oder spezielle Verzeichnisse für Selbsthilfegruppen können Sie auf Websites und Kontaktdaten zugreifen.

Kontakt zu Gesundheitseinrichtungen: Krankenhäuser, Pflegeeinrichtungen und Arztpraxen können Informationen über lokale Selbsthilfegruppen für Demenzangehörige bereitstellen. Fragen Sie Ihren Hausarzt, den behandelnden Arzt des demenzkranken Angehörigen oder das örtliche Gesundheitsamt nach Empfehlungen.

Alzheimer Gesellschaften und Demenzorganisationen: Nationale oder regionale Alzheimer Gesellschaften und Demenzorganisationen bieten oft Informationen über Selbsthilfegruppen an. Sie können die Webseite der Deutschen Alzheimer Gesellschaft (www.deutsche-alzheimer.de) oder anderer entsprechender Organisationen besuchen und nach lokalen Gruppen suchen.

Sozialdienste und Pflegeberatungsstellen: Lokale Sozialdienste, Pflegeberatungsstellen oder Seniorenberatungsstellen können Informationen über Selbsthilfegruppen für Demenzangehörige bereitstellen. Sie können sich an diese Einrichtungen wenden und nach entsprechenden Angeboten in Ihrer Nähe fragen.

Angebote von Kirchengemeinden und Wohltätigkeitsorganisationen: Kirchengemeinden und Wohltätigkeitsorganisationen bieten manchmal Unterstützung für Demenzangehörige an, einschließlich Selbsthilfegruppen. Kontaktieren Sie örtliche Kirchengemeinden oder Wohltätigkeitsorganisationen und erkundigen Sie sich nach solchen Angeboten.

Anzeigen in lokalen Medien und Aushängen: Manchmal werden Selbsthilfegruppen für Angehörige von Demenzkranken in lokalen Zeitungen, Anzeigenblättern oder Aushängen in Gemeindezentren oder Supermärkten beworben. Halten Sie also Ausschau nach solchen Ankündigungen.

Persönliche Empfehlungen: Fragen Sie Freunde, Familienmitglieder oder andere Angehörige von Demenzkranken nach persönlichen Empfehlungen für Selbsthilfegruppen. Möglicherweise kennen sie bereits Gruppen in Ihrer Nähe oder können Ihnen Kontakte vermitteln.

Schritte zum Finden einer Tagespflegeeinrichtung

1. **Bedarf einschätzen:** Beurteilen Sie den Pflegebedarf und die individuellen Bedürfnisse des demenzkranken Angehörigen. Berücksichtigen Sie dabei den Grad der Demenz, die benötigte Betreuungsdauer und eventuelle spezielle Anforderungen.
2. **Recherche von Tagespflegeeinrichtungen:** Nutzen Sie verschiedene Informationsquellen, um Tagespflegeeinrichtungen in Ihrer Nähe zu finden. Dies kann eine Internetrecherche, Empfehlungen von Ärzten, Pflegeberatern oder anderen Angehörigen, sowie Informationen von Pflegekassen und Sozialdiensten umfassen.
3. **Besichtigung der Einrichtungen:** Vereinbaren Sie Besichtigungstermine in den ausgewählten Tagespflegeeinrichtungen. Während der Besichtigung können Sie sich ein Bild von den Räumlichkeiten, dem Personal, den angebotenen Aktivitäten und der Atmosphäre machen.
4. **Gespräch mit dem Personal:** Nutzen Sie die Gelegenheit, um mit dem Personal der Tagespflegeeinrichtung zu sprechen. Stellen Sie Fragen zu den Betreuungsangeboten, den Qualifikationen des Personals, dem Tagesablauf und den Kosten.
5. **Feedback einholen:** Holen Sie sich Feedback von anderen Angehörigen oder Nutzern der Tagespflegeeinrichtung ein, wenn möglich. Erfahrungen und Meinungen anderer können bei der Entscheidung helfen.
6. **Entscheidung treffen:** Nach sorgfältiger Abwägung aller Faktoren treffen Sie eine Entscheidung für die passende Tagespflegeeinrichtung.

Anträge bei der Pflegekasse

Für die Finanzierung der Tagespflegeeinrichtung können verschiedene Leistungen der Pflegeversicherung genutzt werden. Hier sind die wichtigsten Schritte und Anträge:

1. **Pflegegrad beantragen:** Um Leistungen aus der Pflegeversicherung zu erhalten, muss ein Pflegegrad bei der zuständigen Pflegekasse beantragt werden. Der Antrag kann schriftlich oder online gestellt werden und erfordert in der Regel ärztliche Unterlagen und Gutachten.
2. **Tagespflege als Leistung beantragen:** Nach Erhalt des Pflegegrades können Sie Leistungen für Tagespflege bei der Pflegekasse beantragen. Dies erfolgt in der Regel durch einen Antrag auf Leistungen zur teilstationären Pflege (Tages- und Nachtpflege).
3. **Kostenübernahme prüfen:** Die Pflegekasse überprüft den Antrag und entscheidet über die Kostenübernahme für die Tagespflegeeinrichtung. Die Höhe der finanziellen Unterstützung richtet sich nach dem Pflegegrad und den individuellen Bedürfnissen des Pflegebedürftigen.
4. **Eigenanteil ermitteln:** In der Regel müssen Pflegebedürftige einen Eigenanteil zur Finanzierung der Tagespflege leisten. Dieser variiert je nach Pflegegrad und Einrichtung.
5. **Weitere Unterstützungsmöglichkeiten prüfen:** Neben Leistungen der Pflegeversicherung können auch andere finanzielle Unterstützungsleistungen wie Pflegegeld, Pflegesachleistungen, Entlastungsbeträge oder Zuschüsse von Sozialhilfeträgern in Betracht gezogen werden.

Durch die Beantragung von Leistungen bei der Pflegekasse können die Kosten für die Tagespflegeeinrichtung reduziert und die Betreuung des demenzkranken Angehörigen finanziell erleichtert werden. Es ist ratsam, sich frühzeitig über die verschiedenen Möglichkeiten zu informieren und bei Bedarf professionelle Beratung in Anspruch zu nehmen.

Telefonseelsorge

Die Telefonseelsorge ist eine Einrichtung, die rund um die Uhr anonyme und kostenfreie Beratung per Telefon anbietet. Die geschulten Mitarbeiterinnen und Mitarbeiter, auch Telefonseelsorger genannt, bieten Menschen in seelischen Krisen, bei persönlichen Problemen oder in akuten Notlagen ein offenes Ohr und unterstützen sie dabei, ihre Situation zu reflektieren und Lösungswege zu finden. Die Telefonseelsorge ist für jeden erreichbar, der sich in einer schwierigen Lebenssituation befindet, unabhängig von Alter, Geschlecht, Religion oder Weltanschauung.

Um die Telefonseelsorge zu erreichen, kann man bundesweit die Telefonnummer 0800 111 0 111 oder 0800 111 0 222 wählen. Diese Nummern sind kostenfrei und rund um die Uhr erreichbar. Alternativ kann man sich auch über das Internet an die Telefonseelsorge wenden, entweder per E-Mail, Chat oder in einigen Regionen auch per Videoberatung.

Pflegen und Leben

www.pflegenundleben.de ist eine Online-Plattform, die Informationen, Ressourcen und Unterstützung für Menschen bietet, die sich um pflegebedürftige Angehörige kümmern. Die Website bietet eine Vielzahl von Artikeln, Tipps und Ratschlägen zu Themen wie Pflege, Gesundheit, Selbstfürsorge und rechtlichen Fragen im Zusammenhang mit der Pflege. Zusätzlich bietet sie psychologische Unterstützung für pflegende Angehörige, einschließlich Informationen zur Bewältigung von Stress, Burnout und anderen psychischen Belastungen, sowie Möglichkeiten zur Selbstreflexion und zum Umgang mit schwierigen Emotionen, um eine gesunde Balance zwischen Pflegeaufgaben und persönlicher Gesundheit zu finden.

Stiftung Zentrum für Qualität in der Pflege (ZQP)

Die Stiftung Zentrum für Qualität in der Pflege (ZQP) ist eine unabhängige, gemeinnützige Organisation, die sich für die Verbesserung der Qualität in der Pflege einsetzt. Ihr Ziel ist es, die Lebensqualität pflegebedürftiger Menschen zu erhöhen und die Situation von pflegenden Angehörigen zu verbessern. Die Stiftung bietet Informationen, Beratung und Forschungsergebnisse zu verschiedenen Themen im Bereich der Pflege und setzt sich für eine bessere Pflegepraxis und -politik ein.

Kognitives Online-Training

Eine Möglichkeit, kognitives Training zu Hause durchzuführen, bietet beispielsweise die Website www.mental-aktiv.de

Die Website wird von der Pharmafirma Dr. Willmar Schwabe betrieben, die u. a. Tebonin anbietet und man muss sich anmelden, um das Online-Training vollumfänglich zu nutzen. Es werden jeden Monat Übungen hochgeladen, die man ausdrucken kann. Diese Übungen sind in zwei Schwierigkeitsstufen unterteilt und bieten Lösungen zum Überprüfen.

Ambulante neuropsychologische Praxis finden

Eine ambulante neuropsychologische Praxis zu finden ist gar nicht so leicht. Die Gesellschaft für Neuropsychologie (GNP) hat daher eine Behandlerliste zur Verfügung gestellt, wo Betroffene oder Angehörige in deren Umkreis eine Praxis suchen können. Dies ist nach Bundesland und Stadt aufgeteilt, bietet aber auch eine Suchfunktion an. Die Behandlerliste findet man online unter: www.gnp.de/behandlerliste

DiGA-Verzeichnis

Ein aktuelles Verzeichnis für digitale Gesundheitsanwendungen (DiGA) findet man unter diga.bfarm.de

INFO

Verwendete Literatur

Diese finden Sie online unter eref.thieme.de/T5U5Z

Die Übungen S. 85–89 stammen aus Steckel H. Schmerzfreie Hüfte. 1. Aufl. Stuttgart: TRIAS; 2022. Rezepte: S. 97 aus Jarisch R. Spermidin - stark gegen Demenz. 1. Aufl. Stuttgart: TRIAS; 2022. S. 98, 100, 118 (li) aus Meißner C. Das Ernährungs-Programm für gesunde Gefäße. 1. Aufl. Stuttgart; TRIAS; 2023. S. 104, 106, 108, 125, 126 (li), 128, 130 aus Niemann P, Snowdon B. Medical Cooking: Antientzündliche Ernährung. 1. Aufl. Stuttgart: TRIAS; 2024. S. 110, 112, 114, 116, 122 aus Iburg A. Essen gegen das Vergessen. 1. Aufl. Stuttgart: TRIAS; 2018. S. 115, 118 (re), 126 (re) aus Hanslian E, Schiele J, Dell'Oro M. Medical Cooking: Vegane Ernährung. 1. Aufl. Stuttgart: TRIAS; 2024.

Bibliografische Information der Deutschen Nationalbibliothek
Die Deutsche Nationalbibliothek verzeichnet diese Publikation in der Deutschen Nationalbibliografie; detaillierte bibliografische Daten sind im Internet über http://dnb.d-nb.de abrufbar.

Programmplanung: Katja Liese
Projektmanagement: Elisa Salemi
Redaktion: Anne Bleick
Bildredaktion: Marie Crämer
Umschlaggestaltung: © Thieme
Innen-Layout: CYCLUS · Visuelle Kommunikation, Stuttgart

Bildnachweis Cover und S. 3: © dlyastokiv/stock.adobe.com – edited by Thieme
Autorenfoto Wojtecki: Olaf Rohl Fotografie Aachen
Foodfotos S. 94/95, 99, 105, 107, 109, 119, 129: © A. Rogge & J. Jankovic/Thieme; S. 11, 113, 117, 123, 127, 131: © M. Bergmann/Thieme; S. 101: © A. Schütz
Übungsbilder S. 85–89: © H. Münch/Thieme
Bild S. 75, 135: © K. Oborny/Thieme
Quellen der Adobe-Stock-Bilder: S. 8/9 © Atlas/stock.adobe.com; S. 56/57 © seba/stock.adobe.com; S. 72 © Iván Moreno/stock.adobe.com – edited by Thieme; S. 4, 75 © Kzenon/stock.adobe.com; S. 82 © Jose/stock.adobe.com; S. 133 © smilewali/stock.adobe.com; S. 143 © valiantsin/stock.adobe.com

Zeichnungen: Christine Lackner, Ittlingen

Die abgebildeten Personen haben in keiner Weise etwas mit der Krankheit zu tun.

1. Auflage 2025
© 2025. Thieme. All rights reserved.
TRIAS Verlag in Georg Thieme Verlag KG
Oswald-Hesse-Straße 50, 70469Stuttgart

Satz: CYCLUS · Media Produktion, Stuttgart
Druck: AZ Druck und Datentechnik GmbH, Kempten

Gedruckt auf chlorfrei gebleichtem Papier

Printed in Germany

ISBN 978-3-432-11909-0
eISBN (ePub) 978-3-432-11910-6

1 2 3 4 5 6

MIX
Papier | Fördert gute Waldnutzung
FSC® C008457
FSC
www.fsc.org

Wichtiger Hinweis: Wie jede Wissenschaft ist die Medizin ständigen Entwicklungen unterworfen. Forschung und klinische Erfahrung erweitern unsere Erkenntnisse. Ganz besonders gilt das für die Behandlung und die medikamentöse Therapie. Bei allen in diesem Werk erwähnten Dosierungen oder Applikationen, bei Rezepten und Übungsanleitungen, bei Empfehlungen und Tipps dürfen Sie darauf vertrauen: Autoren, Herausgeber und Verlag haben große Sorgfalt darauf verwandt, dass diese Angaben dem Wissensstand bei Fertigstellung des Werkes entsprechen. Rezepte werden gekocht und ausprobiert. Übungen und Übungsreihen haben sich in der Praxis erfolgreich bewährt.
Eine Garantie kann jedoch nicht übernommen werden. Eine Haftung des Autors, des Verlags oder seiner Beauftragten für Personen-, Sach- oder Vermögensschäden ist ausgeschlossen.

Das Werk, einschließlich aller seiner Teile, ist urheberrechtlich geschützt. Jede Verwendung außerhalb der engen Grenzen des Urheberrechtsgesetzes ist ohne Zustimmung des Verlages unzulässig und strafbar. Das gilt insbesondere für Vervielfältigung und Verbreitung in gedruckter Form, Übersetzung, Übertragung und Bearbeitung in andere Sprachen oder Fassungen sowie die Einspeicherung und Verbreitung in elektronischen Medienformen (z. B. CD-Rom, DVD, USB-Speicher, Datenbank, cloud-basierter Dienst, e-book und sonstige Formen des electronic publishing) und auch öffentlicher Zugänglichmachung (z. B. Internet, Intranet oder andere leitungsgebundene oder -ungebundene Datennetze), u. a. durch Wiedergabe auf stationären oder mobilen Empfangsgeräten, Monitoren, Smartphones, Tablets oder sonstigen Empfangsgeräten per Download (z. B. PDF, ePub, App) oder Abruf in sonstiger Form etc.

Marken, geschäftliche Bezeichnungen oder Handelsnamen werden nicht in jedem Fall besonders kenntlich gemacht. Aus dem Fehlen eines solchen Hinweises kann nicht geschlossen werden, dass es sich um einen freien Handelsnamen handelt.

Wo datenschutzrechtlich erforderlich, wurden die Namen und weitere Daten von Personen redaktionell verändert (Tarnnamen). Dies ist grundsätzlich der Fall bei Patient*innen, ihren Angehörigen und Freund*innen, z.T. auch bei weiteren Personen, die z. B. in die Behandlung von Patient*innen eingebunden sind.

Thieme Publikationen streben nach einer fachlich korrekten und unmissverständlichen Sprache. Dabei lehnt Thieme jeden Sprachgebrauch ab, der Menschen beleidigt oder diskriminiert, beispielsweise aufgrund einer Herkunft, Behinderung oder eines Geschlechts. Thieme wendet sich zudem gleichermaßen an Menschen jeder Geschlechtsidentität. Die Thieme Rechtschreibkonvention nennt Autor*innen mittlerweile konkrete Beispiele, wie sie alle Lesenden gleichberechtigt ansprechen können. Die Ansprache aller Menschen ist ausdrücklich auch dort intendiert, wo im Text (etwa aus Gründen der Leseleichtigkeit, des Text-Umfangs oder des situativen Stil-Empfindens) z. B. nur ein generisches Maskulinum verwendet wird.

Unsere Umwelt ist uns wichtig!
Papier aus nachhaltigen und kontrollierten Quellen
Druck in Deutschland mit kurzen Lieferwegen
Druckereien mit hohen Ansprüchen an Ökologie

TRIAS, einer der führenden Ratgeberverlage im Bereich Gesundheit, gehört zur Thieme Gruppe, marktführender Anbieter medizinischer Fachinformationen und Services. Anspruch der Thieme Gruppe ist es, den im Gesundheitswesen tätigen Berufsgruppen sowie allen an Gesundheit Interessierten genau die Informationen und Angebote bereitzustellen, die sie in einer bestimmten Arbeitssituation oder Lebensphase benötigen. Durch die hohe Qualität und zielgruppenspezifische Relevanz der angebotenen Leistungen bereitet Thieme den Weg für eine bessere Medizin und mehr Gesundheit im Leben.

Thieme